病気にならない一問一答

和

静新新書
024

はじめに

最近健康への関心が非常に高くなっています。今のような不安定で、見通しがつかない時代、誰にも頼れない時に病気になったらどうしたらよいのかと思うと心配でたまらなくなります。

一方、テレビや新聞では病気になった人の苦しみが報道されます。過日NHKで「闘うリハビリ」という特集が組まれました。脳梗塞のリハビリをしている長嶋茂雄さんも出てこられました。多くの人は脳梗塞、脳出血などの後でリハビリに取り組んでも、完全に元通りになるでもなく、日々不自由な身体で苦しい努力をしていますが、そのような姿が映し出されました。

これを見ると、自分もいつそのような病気になるかもしれないと恐れを持った人も多かったと思います。何か予防の方法はないのか、気をつけることはないのか、それを知ることはできないのかと思う人も多くいたようです。

同じことは認知症やうつ病にもいえます。認知症になって家族とともに苦しむ人たちの姿も放送されます。誰でも年をとればこうなるのか、避けることはできないのか、脳トレは認知症を防ぐ効果があるのかという疑問が頭をよぎったことでしょう。

このような心配が起こる理由は一般の方が病気の原因、症状、予防などについてほとんど知らないということによります。またテレビ、新聞などで報道されている識者の意見もまちまちで、誰のことを信じたらよいのか分からないということも問題です。

私は講演をしたり、人々と話すような機会に、このような悩みを訴えられることが非常に多くなりました。すこし説明をしたりするのですが、医学の問題は結論だけ少し話して理解してもらえるようなものではないのです。そのために人々の素朴な疑問に答えることができなかったのです。それは医師としての私にとっても非常に苦しい思いをさせるものでした。

今回静新新書で、ありふれた、しかし最近非常に多くなっている病気について一問一答のような形で本を書いてくれと言われ、今まで感じていた人々の疑問に答える絶好の機会ではないかと思いました。

現在ではストレスが多くの生活習慣病の原因になっていることが知られています。しかし、ストレスのない社会に住むことはできません。そうなると、何がストレスとして私たちの身体と心を蝕むかが分かれば、それが対策になるのです。実は何かあった時に将来どうなるのか、それにたいして対策はあるのかということが分かれば、そうとう強いストレスにさらされても、病気にならず、身体と心の健全さを保つことができるということが分かってきたのです。

どうしたらよいのか分からない、対策がない、出来事が起こるがままに自分の運命を委ねなくてはならないというのが、一番私たちの身体と心を損ない、脳梗塞、心筋梗塞、糖尿病、うつ病、認知症にするのだということも分かってきたのです。

ですから、このような本で病気の仕組み、それへの対策を分かりやすく述べれば、多くの人にとって病気への意味のない不安、恐れを取り除き、病気から自分を守ることができると思いました。

この本の企画に賛成され、編集の労をとられた静岡新聞社出版部に心より感謝します。またこの本が皆様が日ごろから健康に対してもっておられる疑問に答えることができ、皆様に安心感をもっていただくことに役立つなら、著者としてこれ以上の幸せはありません。

平成20年5月　　高田明和

目次

(8) サプリメント……153

（1）ストレス

1　ストレスって何？

ストレスとは何かを知ると、非常に役に立つことがあります。もともとストレスは狩猟、戦いのような実際に生命に危険をもたらすような場合に感じられたものでした。自分より大きい、角が伸びた鹿を倒すような場合でも、こちらが怪我をするかも知れません。あるいは手負いの猪に追いかけられ、必死に逃げるような場合、あるいは実際に他の種族が戦いを挑んで来た場合などは恐怖、不安、あるいは異常な興奮を感じます。

このような時には勝つか、負けそうな時には逃げる以外に生きる方法はありません。事実私たちの祖先がそのような場面で勝ったか逃げたかにより、今日私たちは生きているのです。さて戦うにしても逃げるにしても筋肉の運動が必要です。筋肉の活動にとってもっとも有効なエネルギーはブドウ糖です。ストレスに遭うと脳からの刺激が副腎皮質に伝わり、副腎皮質からコルチゾルというストレスホルモンが出ます。この役割は血糖値を高めること、つまり血液にブドウ糖を送り込むことです。しかし、このブドウ糖を筋肉にまで送る必要がありります。ストレスの刺激は副腎の髄質というところに伝えられ、ここからアドレナリンとい

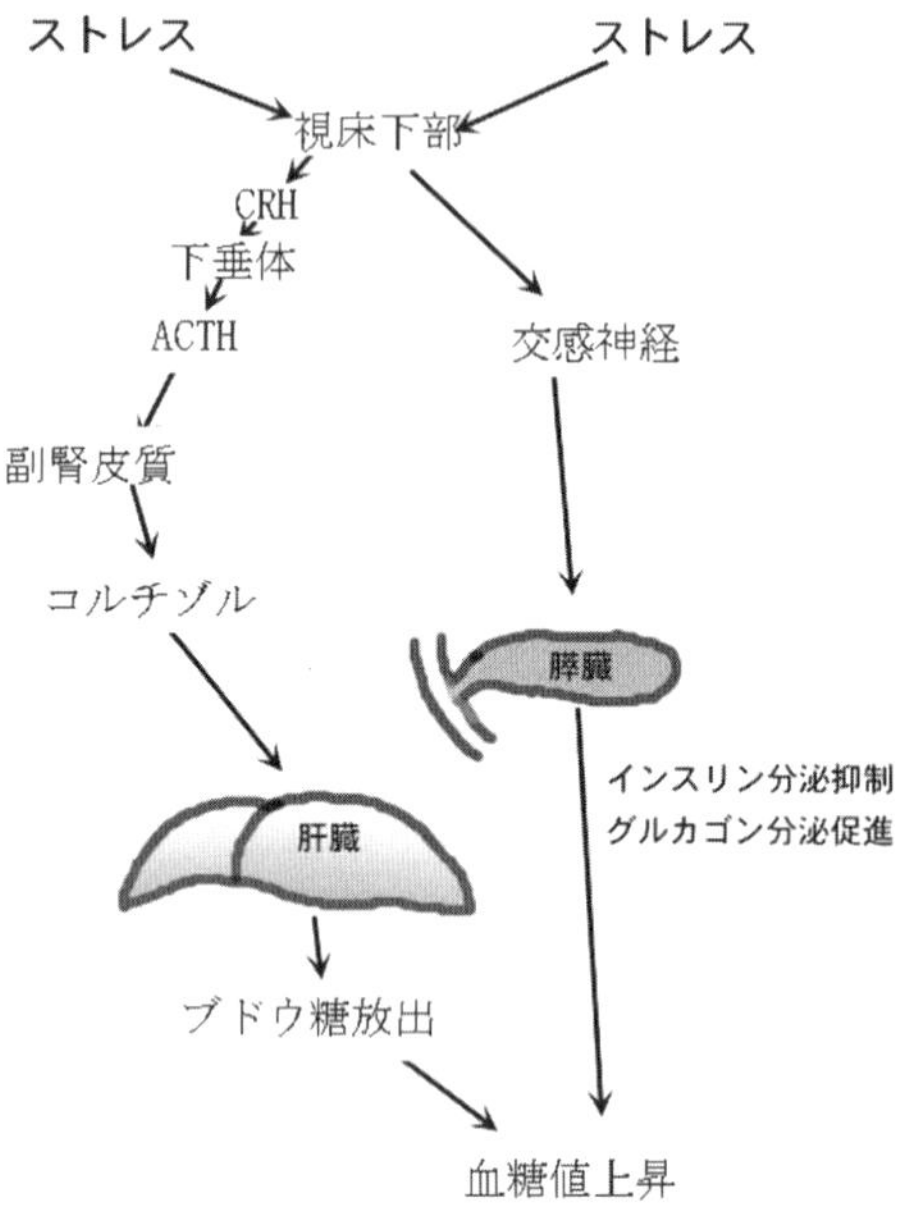

図1-1

うホルモンが出ます。これは心臓の拍動を高めます。このために心臓は激しく拍動し、血液を全身に送るのです。また交感神経もこの働きをさせます。恐怖に遭うと心臓がどきどきするのはこのためです。

普通はストレスが終わるとこのホルモンは出なくなり、速い心臓の拍動も収まります。これは100メートル競走が終わり、しばらくすると動悸も呼吸もゆっくりすることから経験するところです。ところが、現在では戦いとか狩猟などがストレスの原因でなく、いつも心配したり、悩むことが原因になることが多いのです。こうなるとこれらのホルモンが絶え間なく出、心臓も速めに拍動し続けます。

血糖値が上がり続けることは糖尿病ということです。皆さんは糖尿病は太った人の病気だと思っておられるでしょうが、厚労省の調査によると糖尿病とそうでない人の体重にはほとんど差がありませんでした。つまり太っていなくても、不安、恐怖などが続くと糖尿病になるのです。

一方、心臓が強く拍動し続けると、血圧が上がります。血管壁に強い圧がかかると動脈硬化になります。すると、そこに血が固まる、つまり血栓が出来ます。心臓の血管に血栓ができれば心筋梗塞です。脳の場合には血圧の上昇は脳出血、くも膜下出血を起こしますが、脳の血管に血栓ができれば脳梗塞になります。つまり、現在恐れられている生活習慣病の糖尿病、心筋梗塞、脳梗塞は肥満と関係なく、心の平静が保てないために起こるのです。

本来私たちの命を守るための反応が、最近の不安の多い情勢の中で間違って活動していることが生活習慣病が多くなっている理由なのです。ストレスに対処するには如何に心の平静を保つことが大事かがよく分かると思います。

2 現代社会では何がストレスになるの？

（1） ストレス

米国で経営者に何が一番ストレスと感じられるかを調査したことがあります。すると「忙しい」ということをあげた人は非常に少なかったのです。経営者は忙しいのは自分が必要とされている証拠だなどとかえって自信をもっています。

人によっては「自分はストレスなど感じない性質だ」と言う人もいます。しかし、実際に多くの経営者に会ってみると、優れた経営者は人の心が分かる人、人が何を喜び、何に悲しむかを見抜くことができる人である場合が大部分です。実際そのような人でなくては、部下を掌握できないし、商売相手が何を考えているのか、あるいは社会のニーズが何なのかを理解できないでしょう。つまり優れた人は繊細といってもよいのです。

天龍寺の元管長をされた関精拙老師は非常に豪快な方で、傑僧として知られていました。しかし、その弟子として長く精拙老師に使え、老師を非常に尊敬しておられた関牧翁老師は、「師は時に非常に神経質で、ある時には小心ではないかと思うくらいであった」と述べています。

さて現在はストレス社会だといわれます。特に、競争が激化すると、人々は勝つか負けるかということに神経をとがらせます。負けた人のためにはセーフティーネットが張ってあるといいますが、最低の生活は保障されているというだけでは十分ではないのです。

法句経というお経の中で釈尊は「勝つ者はうらみを受く　負くる者は夜も眠られず　勝つ

と負くるを離るる者は　寝ても覚めても安らかなり」と述べておられます。負ける者は、悔しさ、勝った者への嫉妬で苦しみ、夜も眠られないというのです。一方、勝った方も嫉妬による恨みを受けます。

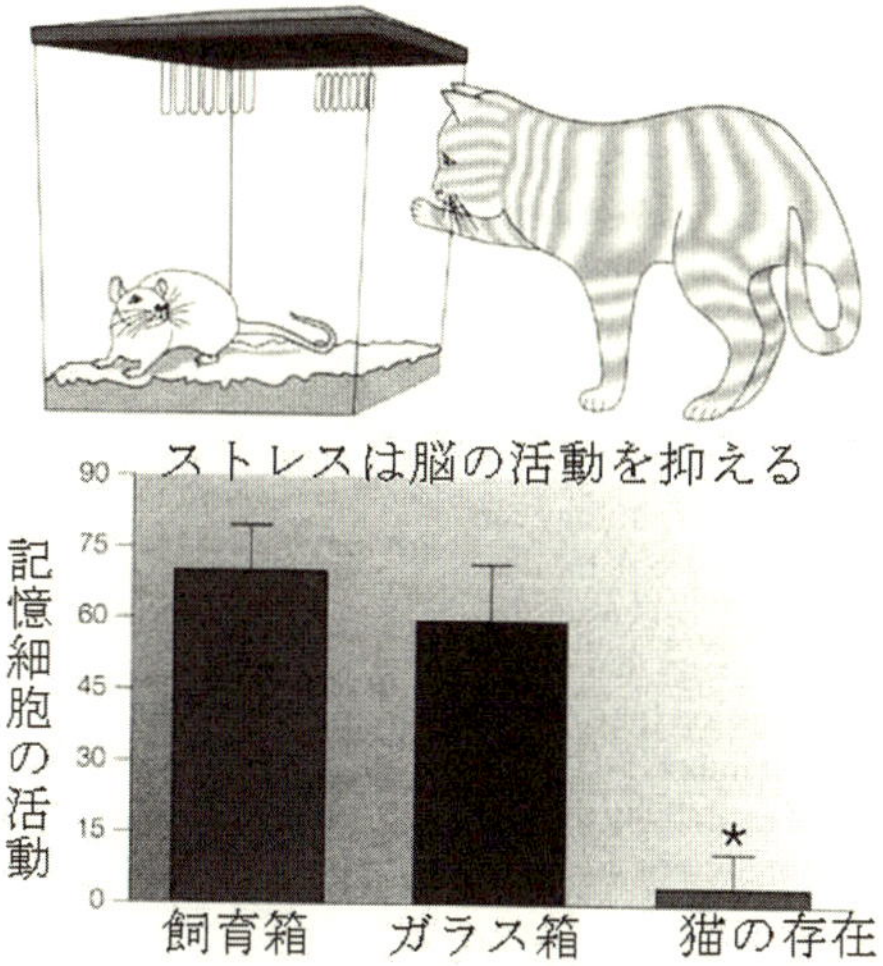

図1－2

　ライブドアの堀江さんの功罪はいろいろでしょうが、嫉妬を駆り立てていたことは事実でしょう。彼は「あまりに目立つので、あいつ悪いことでもしているのではないかと考えられた」と言っていました。もちろん弁解もあるでしょうが、真実も含まれています。

　つまり、競争が激しくなると、相手も攻撃、憎しみによる足の引っ張り合いも強くなるのです。このような環境が私たちを苦しめない、あるいは私たちに不安や心配の心を起こさせないはずはないのです。

実はストレスの原因は心配、恐怖などによることが多いのです。図1―2にはネズミがガラスの箱に入っていて、ネコが外にいる状態を示しています。その際の記憶力を調べているのです。箱に入っているだけでは変化はありませんが、外にネコがいると、生命の危険はないのに、恐怖から脳が働かなくなります。

これは前に述べた副腎皮質ホルモンが脳細胞に結合し、この細胞を障害することから起こるのです。

つまり実際には心配ないのに、不安や恐怖を自分から作り出し、それで心を痛めることが脳、さらに身体に異常をもたらす理由なのです。このことは、ストレスに対処するために心の平静が如何に必要であるかを示しています。

3　何を一番ストレスと感ずるの？

この世には非常に多忙な人生を送り、しかも健康でいる人はいっぱいいます。事実多くの研究結果は、多忙そのものはかならずしもストレスにはならないとしています。実は多忙よりも将来の見通しが立たない、対策が見出せないということがストレスになるということが

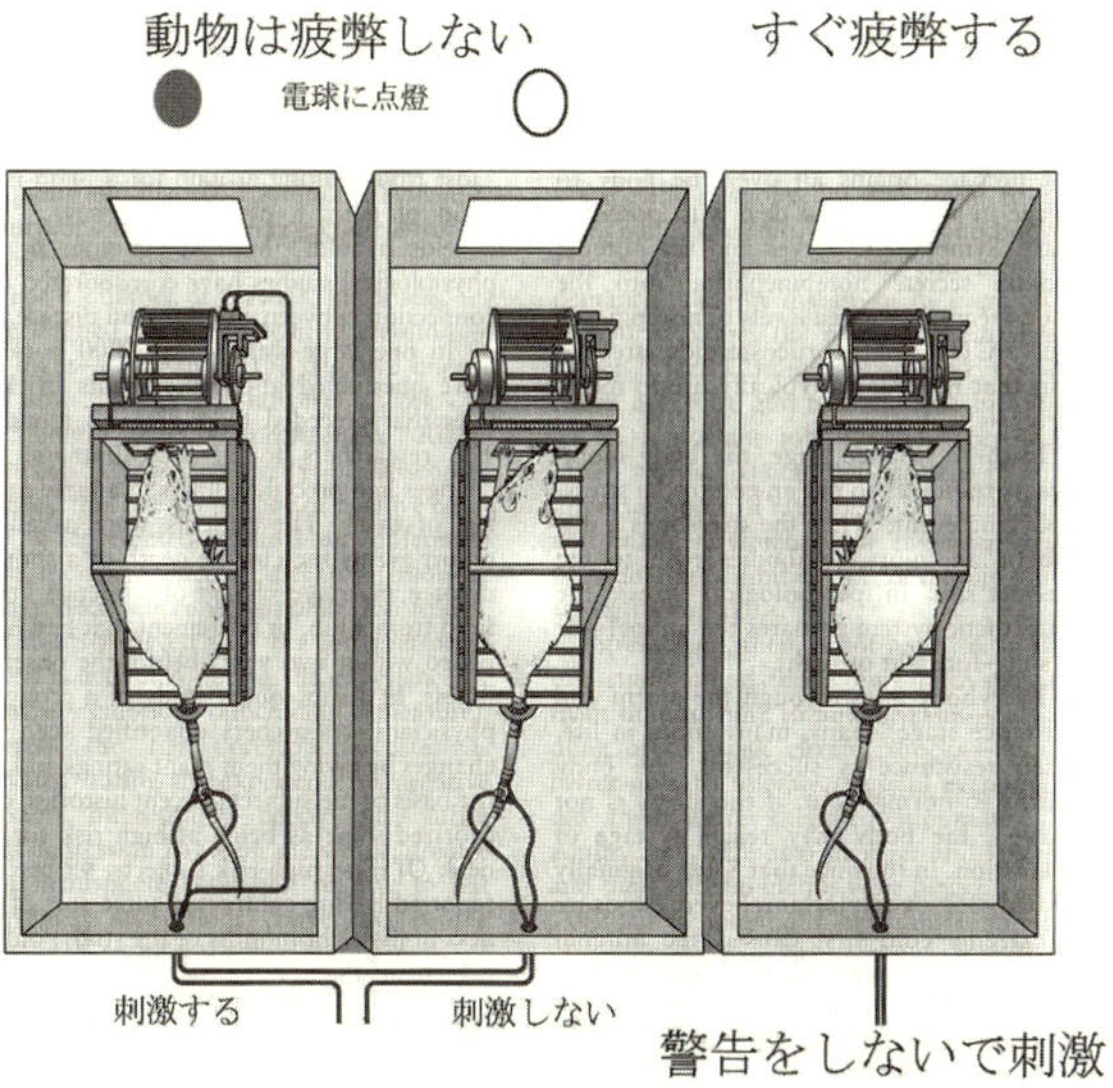
動物は未来を予見できるとストレスを強く感じない

図１－３

分かってきました。

たとえば犬を金網の箱に入れておきます。床に強い電流を流すと、犬は痛いために啼き叫び、飛び上がって痛みを避けようとします。これが何度も続くと犬の血管は動脈硬化の症状を呈し、血糖値はいつも高くなるのです。さらに犬は次第に疲弊し、最後は床に横たわってしまいます。

このような時に金網の前に赤い電球が点くようにしておきます。この電球が点いた時には電流を流す、そうでない時には流さないようにします。犬は電流を流すと同じように啼き叫び、飛び上がります。しかし、犬はなかなか疲弊しません。健康状態もそれほど悪化しないのです。

ところが、この規則をでたらめにし、電球が点灯しても電流を流さない場合があったり、電球が点灯している間にも電流を流したりします。すると犬はたちどころに疲弊し、電流を流しても、身動きもしないようになってしまったのです。

つまり恐怖とか不安、苦痛などが強くても、その原因が分かり、対策がとれれば、私たちの体も心も損なわれずにすむのです。ところが、将来どうなるのかが分からない、対策が取れないというような場合にはその不安が私たちの心と体を蝕むのです。

同じような研究はイスラエルで軍人を用いてなされました。軍人の一群には「これから40キロ行進する」と告げ、別の群には何も言わずに歩かせ、もう一群は60キロ歩行すると言って行進を始めます。どの群も40キロで終了するのですが、もっとも疲れたのは何も言われないで始めた群で、次が60キロと言われた群です。つまり、何も見通しがないというのがもっとも悪い影響を与えたのです。

昔は何かやっても、その将来に見通しが立ちました。小学校に入る、勉強してよい中学、高校、大学に入り、よい会社に入る、係長、課長などと出世し、給料も上がり、子供も育て、退職して悠々自適な生活を送るというような生活設計が立ったのです。

ところが最近、多くのことで、やってみなければ分からないというようなことが多くなっています。以前は景気対策が大事か構造改革が大事かという議論が闘わされ、素人の私たちには、どちらがよいのかさっぱり分かりませんでした。その結果やってみようということになり、一応構造改革派が勝ったというようなことになっていますが、そのひずみも大きく、問題になっています。最近の多くのことが結局やってみなくてはわからないということになっています。

このようなことが私たちの日常のいろいろな場面で起きていて、私たちにストレスを感じさせているのです。

4 ストレスにどのように対処できるの？

だれでもストレスをためたくありません。とくにストレスが脳と体に影響を与えるということになると、何とかそれに対処したいと思うのは当然です。そこで仕事のストレス対処法として三つに分類して説明したいと思います。

第一は環境の原因によるものです。厚生労働省の調査では仕事のストレスの第一が職場の人間関係ということになっています。それ以外に会社の将来性、雇用の安定性、定年後の仕事、昇進、昇給などです。

第二には仕事に原因があるストレスです。厚労省の調べでは、人間関係をあげた人（35・1％）についで、2位が仕事の量（32・3％）、つまりこなせないくらいの仕事をやらされた場合で、第3位には30・4％で仕事の質が来ています。これはストレスの現認が主として仕事の仕方というような自分に原因がある場合にあたります。実際ありとあらゆる職種で人々は多忙をきわめています。効率化と人件費の削減がその原因でしょうが、失敗を許さないという最近の社会の考え方も影響しています。

第三には私たちの心のあり方、ストレスの受け止め方に問題がある場合です。もし私たちの考え方がゆがめられていて、現在の社会、環境に適さない、あるいは時代遅れである場合には同じストレスを過度に感じ、心を傷つけることになるのです。

さて職場の人間関係と言ってもさまざまな関係があります。しかし何といっても上司との関係をストレスと感じている人が大多数です。日本のような社会では人間関係がすべてを決するといっても過言でないと思います。それは仕事も昇進も転勤なども上司との関係で決められるからです。

(1)　ストレス

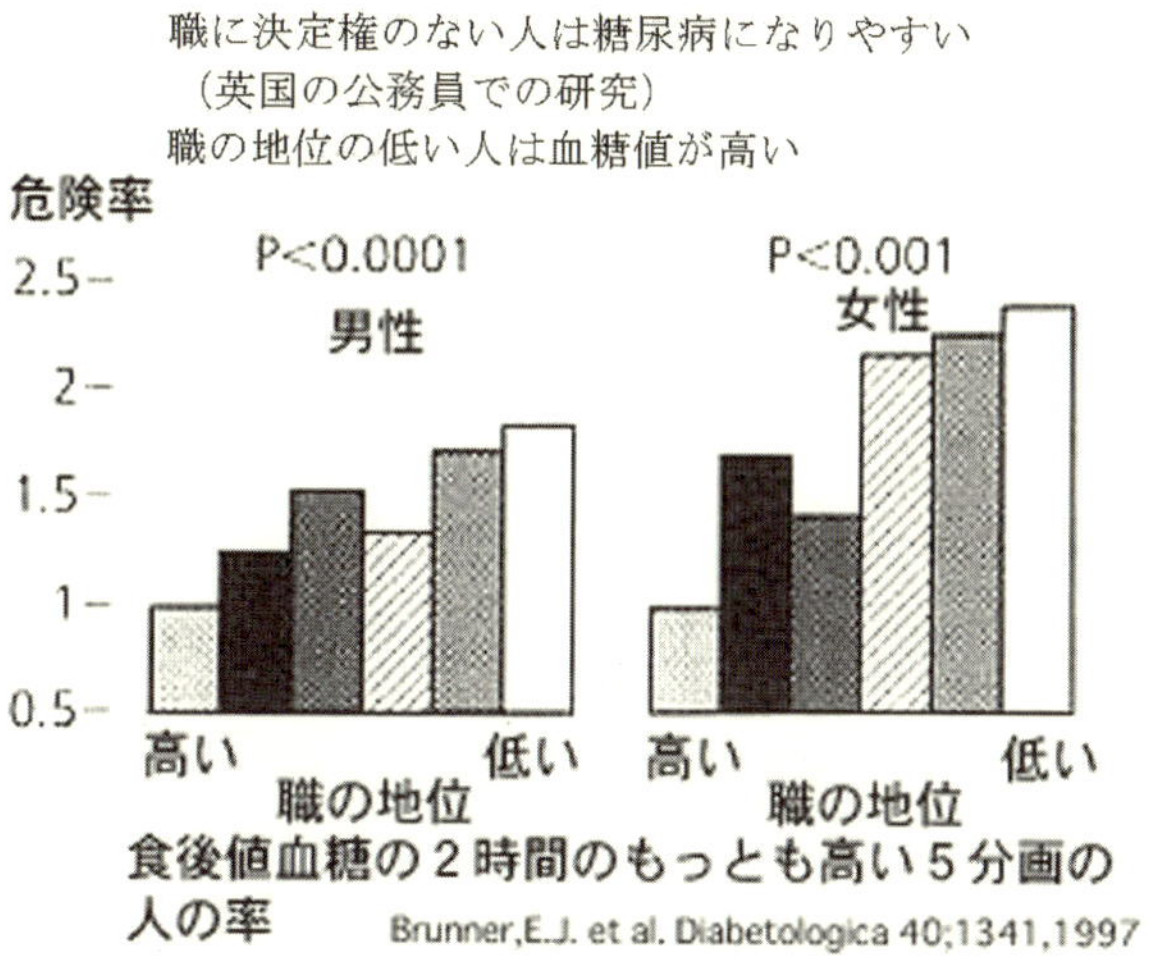

図Ⅰ－4

たとえば最近の日本では能力主義、成果主義で賃金が決められるようになってる会社が増えています。会社側は能力主義にした理由として67・9%が昇給、昇格を能力主義的に運用するためだとしています。54・6%の会社ではこれにより個人業績をボーナスに反映させせうるとしています。

一方、従業員はどのように見ているかというと、79%が上司や管理者が正しく評価するかわからないと心配しています。また51%が仕事によっては能力が発揮しにくいものもあるとしています。

このことは従業員の方が自分の仕事、業績を上司や管理者が判断しているということを暗黙のうちに認め、その判断が正確かどうかを心配していることを意味しています。またこのことは上司との関係が職場の人間関係の主たるものであり、この関係をめぐってストレスが生まれるということを示しているのです。

このような価値観の不安定さは日常の生活の上でも見られ、多くの人はその不安定さにストレスを感じています。他人、上司などが何を考えているのかに神経質になるのはこのためです。

私たちは自分がどのように思われているかを大変気にします。そのために他人のちょっとした言葉、行動がやたらに気になることが多くあります。今まで述べたように、このような気にするという生き方が私たちにとって大きなストレスになっているのです。

5　他人を理解するとストレスが減る？

人間はだれでも神経質であることを理解することでストレスは軽減されます。

私たちは他人の言うことに神経質になり、気分を害したり、よい気持になったりします。しかし、あなただけでなく他人もまた神経質な面をもっています。実はワンマン型、モーレツ型の上司ほど意外に神経質なところもあるのです。私もいろいろな人を見てきましたが、

（1） ストレス

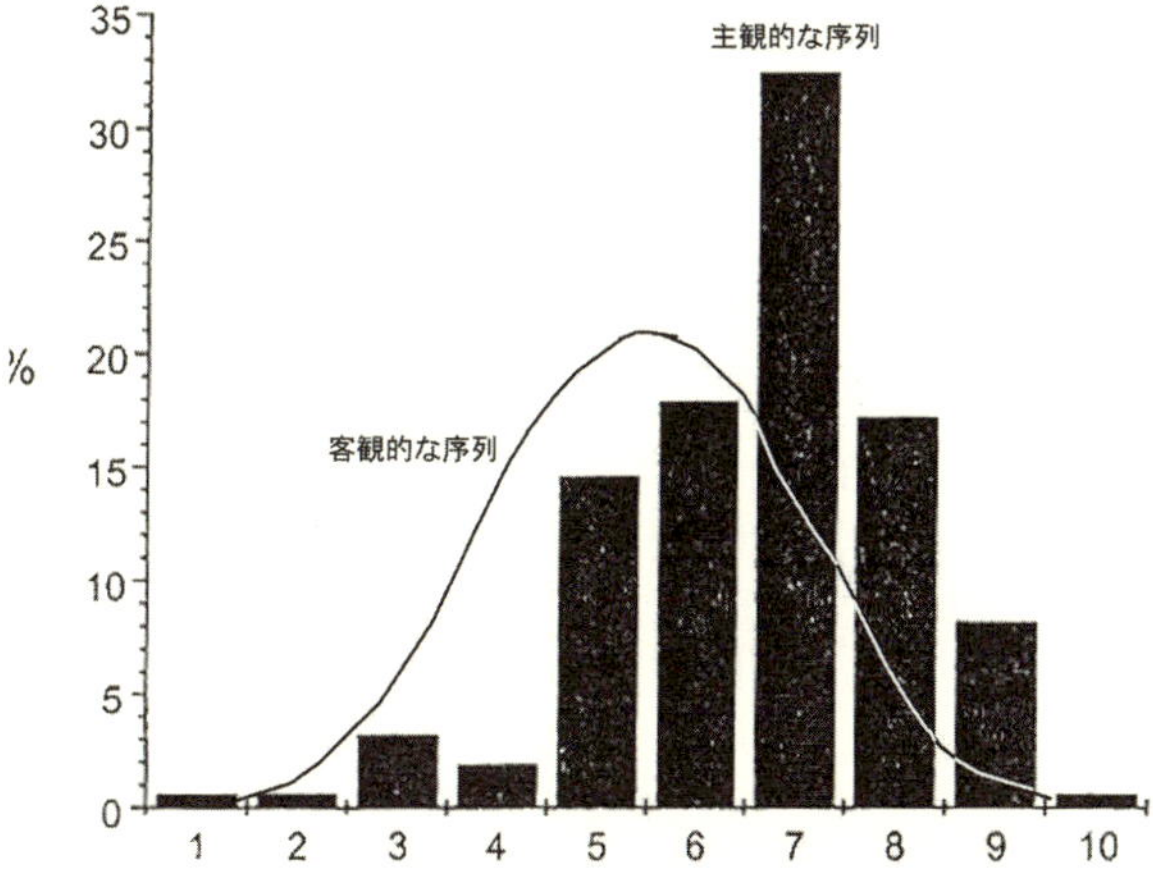

１０等分した社会の序列（経済、学歴、地位などで分ける）
実際には４ランクの人が７にいると主観的に思う場合もあり、９ランクなのに６と思う場合もある
主観的な序列の平均は６・８で、客観的序列の平均は５・５
自分を５以下と思う人は病気になりやすい

図Ｉ－５

個性的とか闘争的とかタフとか言われる人は陰では非常に神経質です。石原裕次郎さんはタフガイなどと言われましたが、寝る時に部屋を完全に真っ暗にしないと眠れなかった、だからビデオデッキなどの小さなランプなどもすべてテープで覆い、光が漏れないようにしたと奥さんの北原三枝さんが述懐しています。また前に述べた関牧翁老師の師匠で天龍寺の管長をされた関精拙老師は豪快、豪放として有名な禅僧でしたが、牧翁老師は「師は非常に神経質な面があり、時には臆病ではないかとさえ

思うほどだった」と言っています。

実はこのような細かく気が働くからこそ出世したということも考えるべきです。ですから、この人は何を言っても大丈夫だなどということもなく、何も気にしないということもないのです。むしろ豪放に見える人ほどちょっとしたことを気にすると思って付き合うべきです。

それを「この人は何を言っても気にしないのだ」などと思って勝手に振る舞ったり、自分だけが相手の言動を気にしているのだなどと思ったら大変なことになります。世の中で成功した人は他人の気持がよくわかるからうまくいったという場合が大部分なのです。他人もいろいろなことを気にしているのだ、気にしてないように見える人ほど気にしているのだと思うことは、私たちの行動を律する法則なのです。

次に大事なことは、どのような人も自信をもちたいということです。

あなたが自分の成功を望むように他人も成功したいのです。人間というのは自分は大丈夫だろうかといつも気にしていると言ってもよいでしょう。何かの失敗を指摘されて、怒り出す人が多くいます。それは指摘されるということで、自分の自信がぐらつくからです。自分に自信がもてなくなるからです。

人間はだれでも自信がないのだと思うことは自分にも救いですし、他人への思いやりを持つよすがにもなります。

もう一つ大事なことは、自信を失うと非常にうつになりやすいということです。そしてうつになるとコルチゾルが出っ放しになり、脳細胞を障害し、後にアルツハイマー病を誘発するということです。私たちは本能的にこの危険を感じているので、自信を失いたくないのです。

実は、自分を低く評価する人は非常に病気になりやすいのです。本能的に人はこのことを感じています。そのために、人からよく思われ、自分の自信につなげたいのです。私たちは社会の中での序列に属しています。地位、学歴、財産などで差があります。ところが、自分が社会の平均以下だと思う人は非常に病気になりやすいことが知られているのです。これが自分のことを気にする理由なのです。

6　人を許すとストレスが減るの？

サルなどに餌を取らせる実験をします。迷路をたどるという実験が分かりやすいのですが、なんどかの失敗の後で餌に到達します。サルは二回目はもっと早く餌を探します。ところが三回目にはそこに餌がないようにしてしまいます。また痛みを与え、その後に餌を与えると

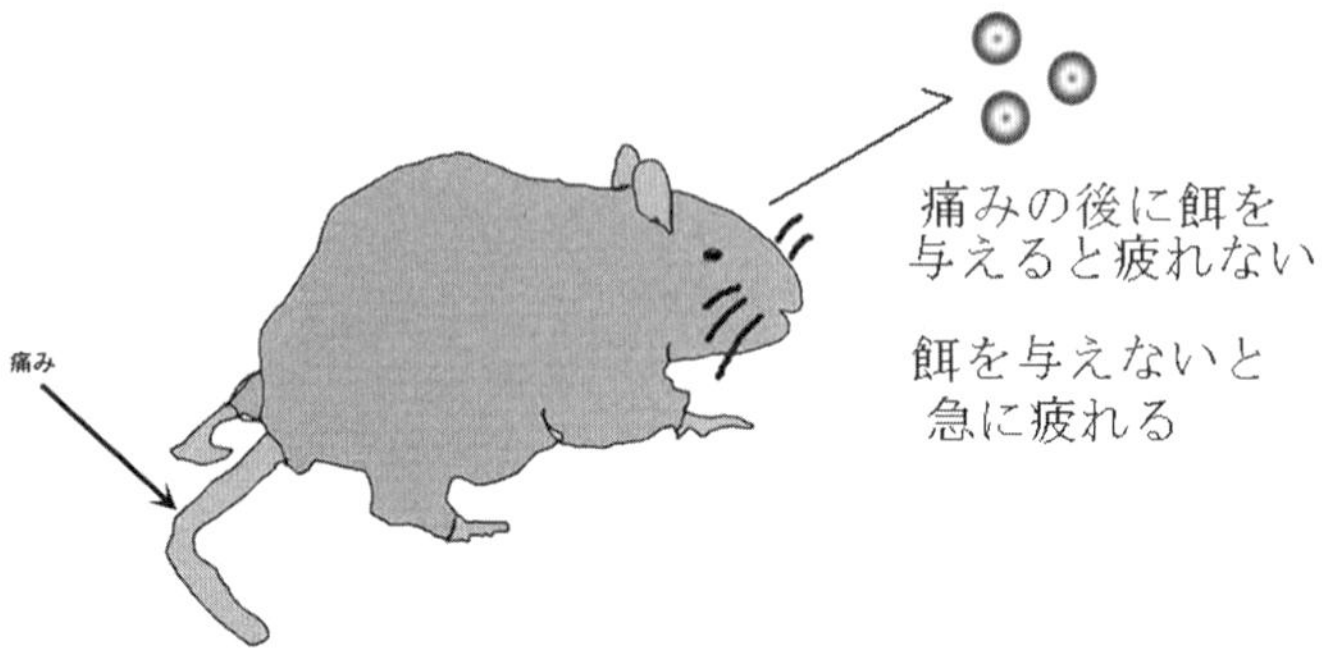
痛み
痛みの後に餌を与えると疲れない
餌を与えないと急に疲れる

ラットに痛みを与える

図１－６

疲れませんが、時々約束を破ると非常に疲れます。このような「意地悪」実験を数回行うとサルは自分の判断に自信を失ない、無気力になります。そしてこのような実験、つまりプライドや自信を失わせる実験をされることを拒絶するようになります。

このようにすべての動物は自分の判断にある程度の自信があるから生活できるのです。これは人間の場合も同じです。

例えば、おとなしく人の言うことを聞くように見える上司、責任をとらないかのように見え、保身にきゅうきゅうとしているように見える上司もプライドを強くもっているということを理解すべきです。

このような気持をもっているから、あまりに執念深く自分の意見を通そうとする人は嫌われがちです。心理学ではスリーパー効果というのですが、何かの提案をしたら、1、2週間くらいしてからまた説得する方が相手の心に余裕を与え、相手の信頼も増すのです。

また主張する時には引きどころが大事です。自分に決定権があると思っているところを侵されるということはだれでも望みません。押してだめなら引いてみな、と言いますが、「こんな案はどうですか」と提案し「検討をお願いします」と引き下がることも必要です。

次には人を許すという気持ちをもつことです。

私たちは自分のもっている欠点をすべての人はもっているのだと考えるべきです。そして他人が保身に走った時に自分ならそうしないかどうか考える必要があります。

有名な作家は「過ちを犯すのは人間。それを許すのは自分」と言っています。自分の失敗も他人の失敗も許してあげましょう。

山岡鉄舟なども明治4年には西郷の推挙もあって明治天皇の侍従になりました。当時多くの旧幕臣がその日の暮らしにも困っていて、娘を吉原に売った御家人も多くいるという有様でした。鉄舟はこのことを非常に気に掛け、彼らに援助をしました。自分だけがうまくいっていると思われるのが心苦しかったのでしょう。鉄舟の生き方を批判する人もいて、命も狙われましたが、鉄舟は保身のためにのみ新政府についたのではないと理解することも大事だと思われます。人の生き方を表面的にのみ見て、批判することが間違いであると思わされることはしばしばあります。

現在の社会は人を許さない社会だと言われます。被害者の権利を守るということも重要です。ところが、失敗して批判されたり、攻撃されることを恐れるあまり、「自分はまた失敗するのではないか」と自分を責める人が多くいます。人も自分も許すということがストレス解消には大事なのです。

（2） 心筋梗塞

1 心筋梗塞とはどのような病気？

心筋梗塞という言葉をよく聞きます。しかし、本当はどのような病気かを理解している人は少ないようです。

心臓は血液を全身に送る臓器です。ですから心臓の中には血液がいっぱいつまっています。心臓も組織ですから、生存のために酸素や栄養を必要とします。これはどこから得ているのでしょうか。

心臓はその中にある血液から酸素や栄養を摂ることはできません。心臓の内面は膜で取り囲まれ、水分も栄養も通らないようになっています。心臓の栄養は別に心臓の外側から入ってくる血管で供給されます。これが冠（状）動脈です（図2—1）。

この血管は一本道ですから、もしこの血管が何かの原因で塞がると先の組織に血液が行きません。つまり、酸素、栄養が行かないのです。心臓の筋肉細胞はしばらく血液が来ないと死滅してしまいます。これが心臓の筋肉に起こったものが心筋梗塞です。

なぜ血管が塞がるのでしょうか。それは血管の内腔で血が固まるからです。つまり血栓が

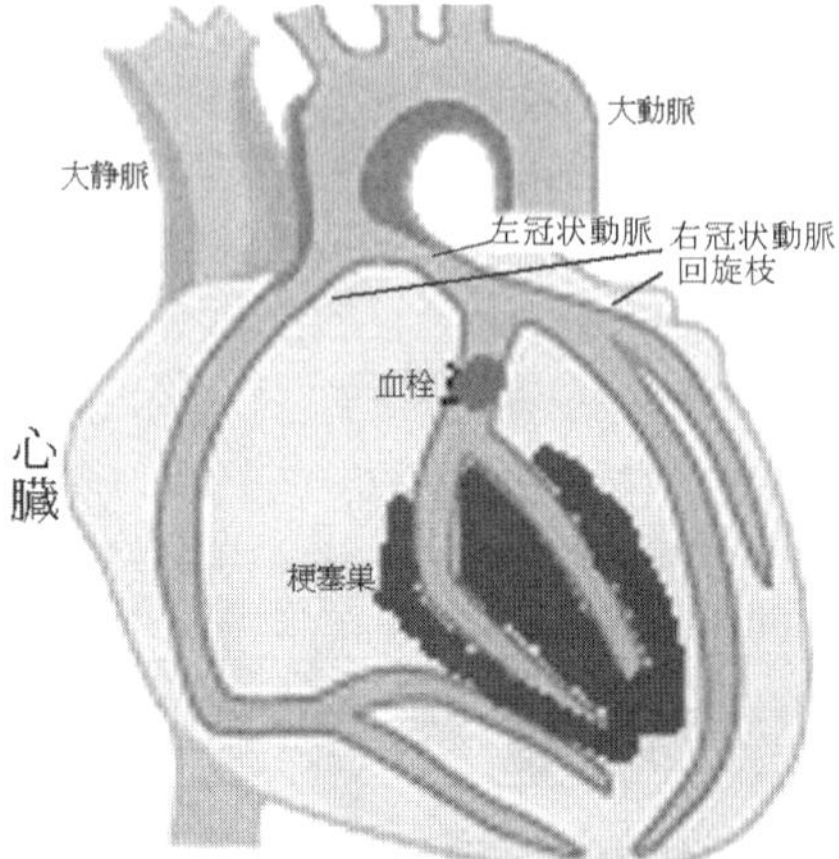

心臓に栄養を与える冠動脈の枝に血栓が出来、詰まるとその先に梗塞ができる

図2－1

出来るからです。普通血液は血管の外に出ないと固まりません。それは血管の内腔をおおう内皮細胞という細胞の表面がすべすべしているからです。血液はすべすべした表面ではあまり固まらないという性質をもっています。しかし、血管の内面に動脈硬化が起こり、細胞の表面がざらざらになったり、時に細胞がなくなったりすると、そこで血が固まります。すると血液は流れなくなり、その結果その先の細胞が死ぬのです。

実は冠状動脈の血管は特別で、血管の壁の内部にコレステロールがたまります。コレステロールはマクロファージという細胞に取り込まれてたまるのです。そうなると血管の壁は次第に厚くなります。血液の流れが悪くなる上に、その壁がざらざらするので血が固まるのです。

　このように血液が通りにくくなっている時には血管が収縮を繰り返すことがあります。すると血栓ができていなくても、一時的に血液が流れにくくなります。すると非常な痛みを感じます。これが狭心症です。

　狭心症が続くと、今度は血栓で本当に血管がつまります。それが心筋梗塞ですから、狭心症は心筋梗塞の前兆といってもよいのです。

　このような場合には血管を広げないと血栓ができてしまいますから、血管を広げる薬を使います。普通ニトロと呼ばれているニトログリセリンを舌に載せると、それが吸収されます。するとNO（一酸化窒素）という物質になります。これは強烈な血管の拡張作用をもっています。そのためにニトロを口に入れたり、ニトロの絆創膏を心臓の上の皮膚に貼ると、狭心症の症状は抑えられるのです。

（2）　心筋梗塞

　心筋梗塞になると心臓の細胞が死ぬのですから、痛いのと同時に心臓の収縮が弱くなり、全身に血液が行かなくなります。そのために脳などにも血が行かなくなり、死亡するのです。ですからなるべく早く血液が流れるようにするのが治療法です。

2　なぜ血栓が出来るの？

心筋梗塞を起こしている血管を解剖して見ると、まず血管壁が膨らんでいます。そこに多くの黄色い色をした細胞がつまっています。黄色い色を示す物質はコレステロール、それも酸化（さびた）コレステロールです。また、血管壁の外側にある筋肉の細胞（平滑筋）が内部に入り込んで来ていて、これも血管壁が厚くなる原因を作っています。

コレステロールは血液の中にあるものが血管壁に入り込んだために溜まるのです。血管壁に入り込んだコレステロールはマクロファージという異物を食べる細胞に食べられます。コレステロールはどんどん食べられるのです。マクロファージはコレステロールで一杯になります。これはアブクのように見えるので泡沫細胞と呼ばれています。

この泡沫細胞や平滑筋細胞も生きてゆくために血液により栄養を得る必要があります。不思議なことにこれらの細胞は冠状動脈の内腔にある血液を使うことができず、血管壁の内部に入り込んでいる細い血管により酸素や栄養を与えられています。この血管は泡沫細胞や平滑筋に取り囲まれているので切れやすくなっています。これが切れると血管壁の中で出血が起こります（図2−2）。これをプラークと呼んでいます。プラークは大きくなりすぎ、内部で出血すると、その血液が外に漏れ出します。外というのは冠状動脈の内腔です。これをプラークの破裂といいます。こうなるとここで血が固まるのです。これが血栓です。

このように血管壁の中にコレステロールが溜まっているので、コレステロールこそ動脈硬化、心筋梗塞の元凶だという意見が広まりました。これがコレステロールを減らさないと心筋梗塞になるという主張の理由です。

（2）　心筋梗塞

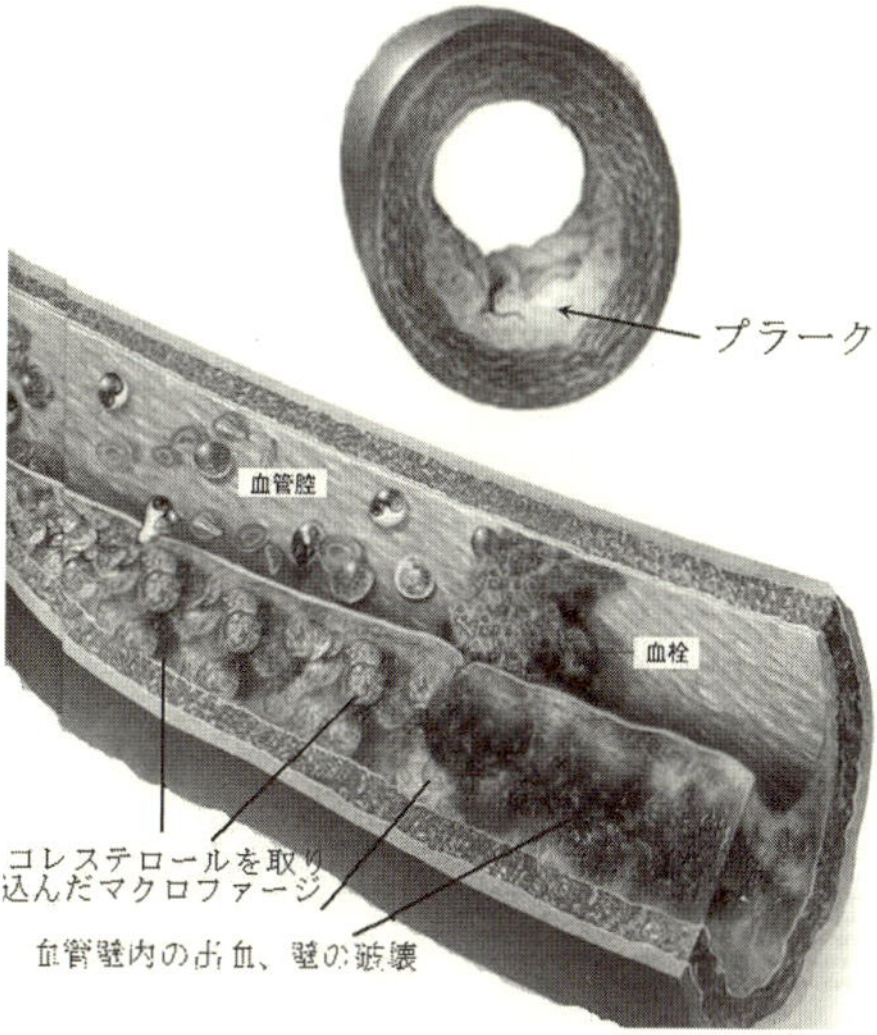

図２－２

　ちょうどこの説が広まりだした時にコレステロールを下げる薬、ＨＭＧ－ＣｏＡレダクターゼ阻害剤（日本ではメバロチンが有名）が開発されました。これを使うと心筋梗塞の発症率、死亡率が下がり、しかも再発が防止できるということで、コレステロールが悪い、これを下げなくてはならないということが決定的だと思われたのです。

さらにコレステロールには二種類あり、一つはLDL（低密度）コレステロールというもので、もう一つはHDL（高密度）コレステロールといものです。LDLコレステロールは肝臓から血管などにコレステロールを運ぶコレステロールの種類、一方HDLは血管壁などからコレステロールを取りだし、肝臓に戻すコレステロールです。LDLが多くなると当然血管壁のコレステロールが増すので、心筋梗塞が多くなります。このためにこれを悪玉コレステロールと呼ぶようになりました。一方コレステロールを血管壁などから肝臓に戻してくれるコレステロールの種類は心臓にはよいはずです。このためにHDLコレステロールを善玉コレステロールと呼びます。実際善玉の多い場合には心筋梗塞は減るのです。

このようなことから生活習慣病の代表である心筋梗塞にならないためには、コレステロールを食べないようにする、つまり脂肪を減らせということになったのです。

3　心筋梗塞の治療とはどのようなものなの？

心筋梗塞になったらまず病院に運ばれます。なるべく早く運ばれないと血液が届かない部位の心臓の細胞が死んでしまいますから、早いほどよい結果になります。病院に着くと日本ではすぐに血管造影をやり、詰まっている血管の場所を見つけます。次にカテーテルを入れそれを詰まっている冠動脈の部位まで近づけます。そこで今度は詰まっている部位に先を入れます。カテーテルの先には風船（バルーン）がついていて、これを膨らませると詰まっている血管が広がります。そこに図2—3のようにステントというトンネルを作る網の管を入れます。カテーテルを抜いてもステントがあるので、ここを血液が流れるようになり、心臓の細胞の死亡を最低限に抑えることができます。

　しかし、このようなステントの中にまた血が固まってきます。こうなると今度は詰まっている血管の先に健康な血管をつなぎ、そこから血液が来るようにします。これをバイパス手術というのです。

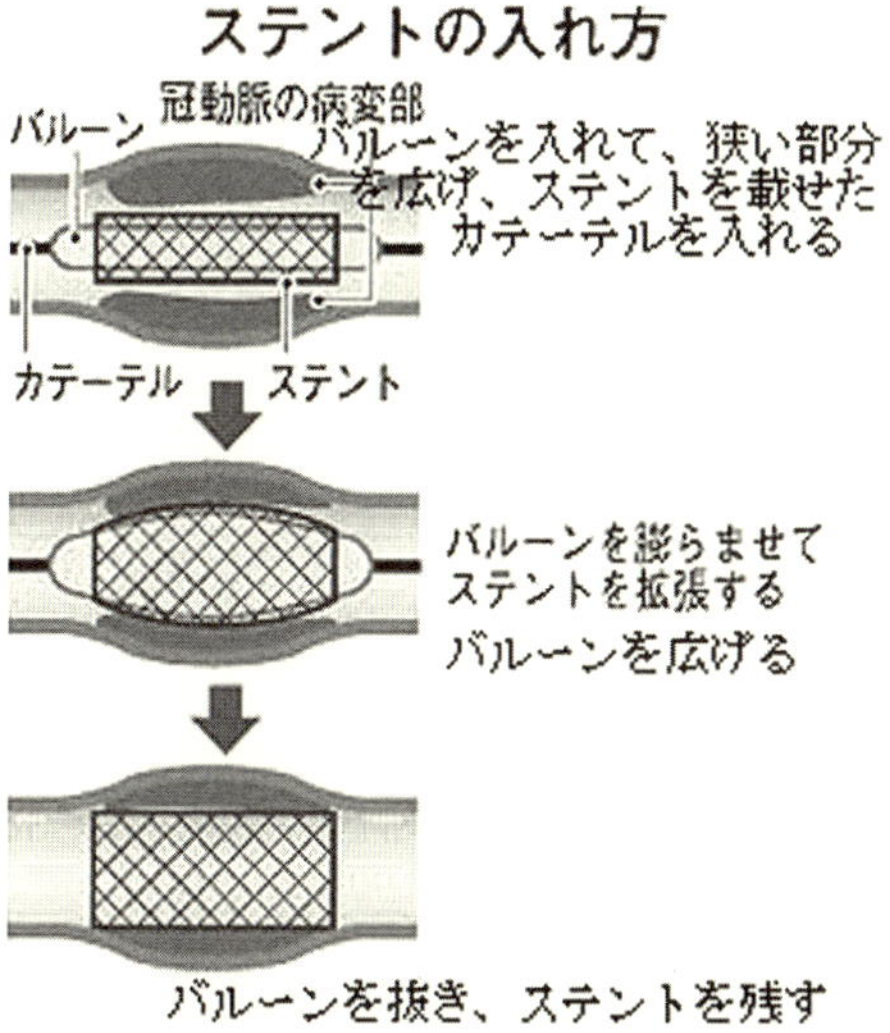
ステントの入れ方
冠動脈の病変部
バルーン
バルーンを入れて、狭い部分を広げ、ステントを載せたカテーテルを入れる
カテーテル
ステント
バルーンを膨らませてステントを拡張する
バルーンを広げる
バルーンを抜き、ステントを残す

図2－3

この方法で人は心筋梗塞で死ななくなるだけでなく、今までと同じように激職もこなすことができるようになるのです。米国の前大統領のクリントンさんは、二回も心筋梗塞をやり、2本バイパスが入っています。同じようにチェイニー副大統領も二回バイパスの手術をやり、2本バイパスが入っています。しかし、この二人が米国だけでなく、世界を駆け回って活躍していることはご存知だと思います。

現在世界中で心筋梗塞による死亡率は減少しています。米国では肥満が増えているのに心臓病で死ぬ人が減っているので、肥満は心臓病の原因ではないという意見が強くなっています。

一方、血が固まる、あるいは固まりやすいわけですから、血液が固まらないようにする必要があります。私たちが怪我をして出血すると、まず血液内の血小板という細胞がべたべたお互いに接着し、それにより出血の傷口を塞ぎます。それから凝固といってフィブリノゲンがフィブリンという糊のようなものになり、血小板がばらばらにならないようにするのです。

血小板がお互いに着きあわないようにする薬は多くありますが、もっとも効果があるのがアスピリンです。アスピリンは頭痛などの薬だと思っておられる人が多いでしょうが、実は凝固を止める作用があるのです。そこでアスピリンあるいはアスピリンに似た薬を飲み続けるのがよい治療法なのです。

また血液が凝固しないようにするには、ワーファリンという経口の抗凝固薬を飲みます。また最近では経口のフィブリン形成を抑える薬、アルガトロバンなどといいますが、それを用いる人も多くいます。

実際、血小板の作用を抑える薬と凝固を抑える薬を用いる人は非常に多くいますから、製薬会社は、その開発にしのぎを削っています。心筋梗塞になると死に直面するわけですから、如何に再発の防止が大事かということになります。また心筋梗塞になると心臓が規則的に拍動しなくなります。このようになると困るので、ペースメーカーを入れて拍動を規則的にする治療も行われます。

4　予防はどうしたらよいの？

心筋梗塞になっても生き延びることもできるようになりましたし、今まで通りに活動することもできるようになりました。しかし、手当てを受けても亡くなる方も多くいますし、夜中などに独りでいる時に心筋梗塞になると、救急車を呼ぶこともできないために、手遅れになることも多くあります。

さらに血管壁が動脈硬化を起こしていることは間違いありません。ですから再発の恐れもありますし、心臓の機能は弱っていますから、激しい運動などはできません、当然生活における活動は制限を受けます。そこで予防が大切になります。

予防として考えられるのは食べ物、運動、肥満防止、ストレスの回避などでしょう。

コレステロールが血管壁に溜まり、それで動脈硬化が起こり、その結果心筋梗塞になる人が多いということを知ると、当然食べすぎと脂肪分の摂取を減らすことが勧められます。

そこでどのくらいのコレステロール値なら心筋梗塞にならないかということが世界的に研究されました。その結論は240mg／dl（100mlの血清に240mgのコレステロールを含む）以下なら大丈夫ということになってきました。ところが日本では安全を見越して220mg／dl以上は高脂血症だというように言われています。しかし、240までは心筋梗塞になりにくいというだけではありません。コレステロールが高い人は肺炎などになりにくく、ガンにもなりにくいということもわかってきました。

図2—4には茨城県の9万人以上の人についてコレステロール値と死亡率の関係を示したものです。このような研究は多いのですが、これではコレステロールが高い人ほど死亡率が低いということになります。そこで控えめにしても、コレステロールは240までは心配な

（2） 心筋梗塞

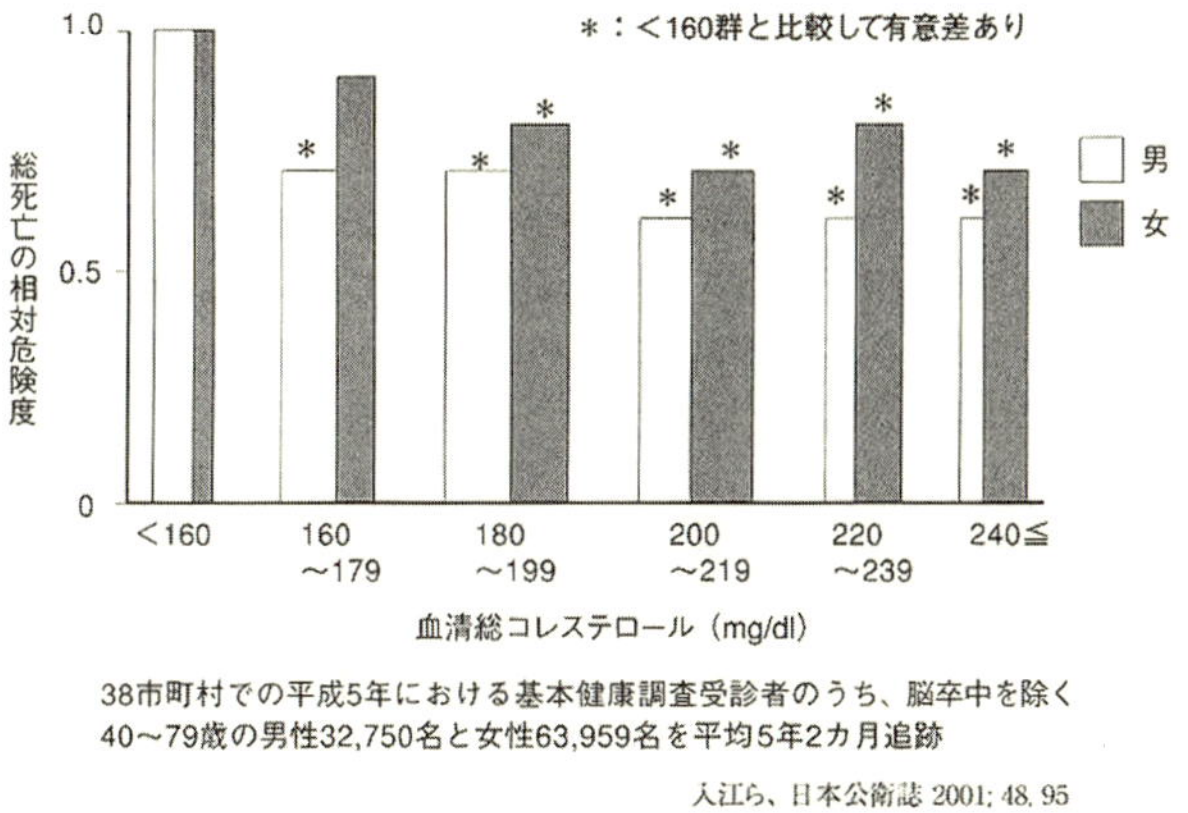

38市町村での平成5年における基本健康調査受診者のうち、脳卒中を除く40～79歳の男性32,750名と女性63,959名を平均5年2カ月追跡
入江ら、日本公衛誌 2001; 48, 95

茨城県住民9万名以上での総コレステロールと総死亡の関係

図2－4

いといっても間違いではないと思っています。

もう一つ大事なことは血管壁に溜まるコレステロールはコレステロールが酸化したものです。ですからコレステロールが悪いのではない、酸化したコレステロールが悪いのだという意見も多くあります。野菜、果物を摂り、ビタミンCのような抗酸化ビタミンを摂ることはコレステロールの酸化を防ぐ上でも重要です。

では肥満はどうでしょうか。これも議論の分かれるところです。日本では肥満の程度をＢＭＩ（Body Mass Index）という数値で表します。これは体重をキログラムで表したものを身長をメートルで表した数で2回割ってやるというものです。

これでは18・5未満がやせ、18・5から25未満が正常、25以上が肥満とされています。日本人の70％以上が25以下です。厚労省が多くの人についてBMIと死亡率の関係を調べました。すると24―26くらいの値、つまりちょっと太っているくらいが一番死亡率が低く、やせている人の死亡率は高いということが分かったのです。

5　ストレスは心筋梗塞を起こすの？

私たちは苦しい思いをする時に「胸を痛める」といいます。実際嫌なことが多く続くと、胸が痛む思いがすることを経験した人は多いことでしょう。

実はストレスがあると、冠動脈は痙攣します。すると心臓に行く血液が減るので心臓が痛くなるのです。

ではストレスが強い時に人は心筋梗塞になりやすいのでしょうか。これには大地震、不況時、戦争などの際に心筋梗塞の患者が多くなるかどうかで調べられています。

図2―5に示すように1991年に湾岸戦争が勃発した際に、イスラエルで前年の同じ時期にくらべて心筋梗塞で入院した患者が非常に多くなっています。当時はイスラエルにミサイルが飛んでくる、イラクはイスラエルを攻めるという噂が流れ、実際にイラクからイスラ

エルにミサイルが着弾しました。戦争が勃発した日にも、ミサイルが着弾した日にも心筋梗塞の患者が増えています。

これは日本の神戸淡路大地震の時にも起こりました。地震の際に心筋梗塞になった人が非常に多かったのです。

何故こんなことが起こるのでしょうか。これはストレスが、怪我をするというような事態で発生するということを思い出せば分かります。戦争、狩猟で怪我をするような際に出血します。これがすぐに止まらなければ、私たちは出血で死亡します。さらに顔の出血で目が見えないような時には敵の攻撃をかわすことができません。その結果死ぬということもあります。

ボクシングの試合で目を打たれ、出血すると目が見えなくなります。ボクシングの場合には休憩の時に止血剤をまぶたに塗り出血を止めます。しかし、戦争とか狩猟などの際にはそんな暇はありません。自分で早く出血が止まれば生き抜けるし、止まらなければ殺されるか大怪我をするということになります。

（2） 心筋梗塞

出血をすると血小板がべたべた傷口についてそこを塞ぐといいました。血小板は普通はべたべたしていないのですが、出血するような時、恐怖心、闘争心などがある時には、血小板

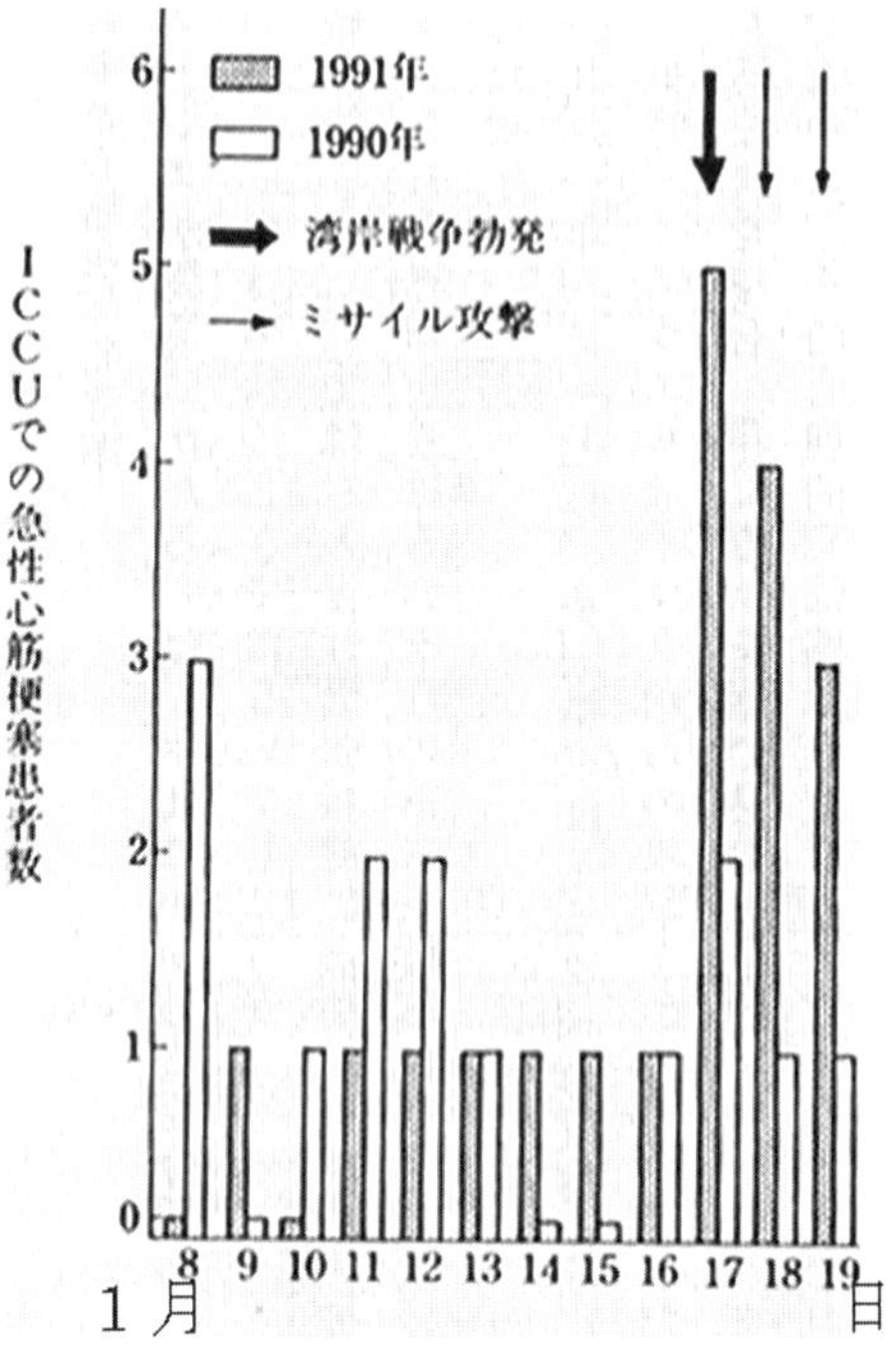

図2－5

は非常に周囲の組織に付着しやすくなります。じつは恐怖心、闘争心がある時には血液の中にアドレナリンなどが出ます。これは血小板に作用し、血小板がべたべた着くようにしてしまうのです。

現在のストレスは直接命にかかわるようなものではありません。主として精神的なもの、気持ちの問題という場合が多いのです。このような時に血液が非常に固まりやすくなるとどうなるのでしょうか。

まず血圧が上がります。恐怖心は交感神経を活性化させ、心臓の拍動を増し、血圧を上げるのです。すると血管は圧迫されて動脈硬化になります。このような血管壁からはコレステロールが侵入しやすくなるのです。そうなると血管壁はざらざらになります。血小板はざらざらになった血管壁にべたべた結合します。血栓が出来るのです。さらに血管が収縮すると幅が狭くなり、血液が流れにくくなります。そうなると、その部位で非常に血が固まりやすくなるのです。これがストレスで心筋梗塞が多くなる理由です。

（2）　心筋梗塞

（3）脳梗塞

1　脳梗塞ってどんな病気？

最近著名人が脳梗塞に倒れることが多く、人々を驚かしています。以前は田中角栄さん、最近では長嶋茂雄さんが脳梗塞になりました。

心筋梗塞で亡くなる人が減っていることは述べました。米国では1960年には人口10万人あたり550人くらいが亡くなっていたのに、2000年には220人くらいになり、その後も減り続けています。同じことは日本でもおこっています。日本でも心筋梗塞の死亡者は減っています。

ところが脳梗塞は違います。田中さんの場合でも長嶋さんの場合でもまず第一線を退くことを余儀なくされます。実際脳梗塞も治療法が進歩し、死亡することは減っているのですが、脳の機能がそこなわれるので、日常の活動に支障を来します。そこが心臓と脳の血管の違いなのです。

さて脳の血管は大動脈から分かれた頸動脈が分岐しています。そのうちでも内頸動脈が脳の栄養を与えます。さらにその血管は分岐し、脳の中の方に入って行く血管と脳の表面を流

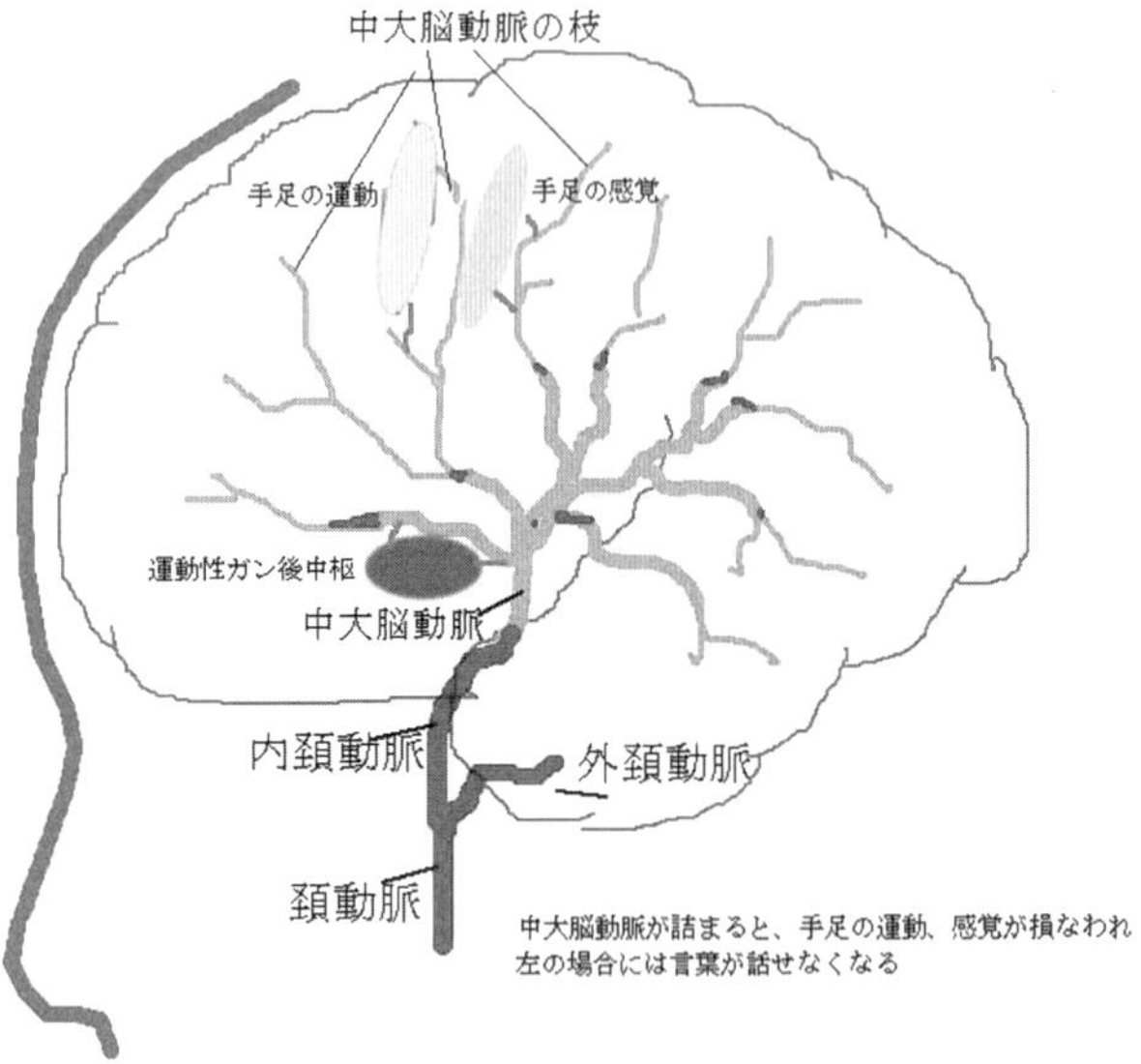

図3－1

れる血管に分かれます（図3－1）。

中に入って行く血管を穿通枝《せんつうし》といいます。脳梗塞の70％はこの穿通枝に起こります。あまり太い血管でないので、症状はあまり重くはないのです。手足がしびれるとか、動きが悪い、口がもつれるというような症状を示します。これが多発すると血管性の認知症になるので怖いのですが、普通は深刻な病状を示すことはないのです。

穿通枝の血栓は血管の動脈硬化から起こるのですが、この血管の動脈硬化は高血圧が引き起こします。また穿通枝の血栓は一時的なことも多く、ＴＩＡ（一過性脳虚血）ともいわれ、少し時間が経つと症状が消えることもあります。

問題は皮質枝の梗塞です。脳の表面には大脳皮質があり、ここには１５０億くらいの神経細胞があります。この活動により私たちは手足を動かしたり、見たり、聞いたり、考えたり、話したりします。ここに酸素やブドウ糖を送る血管が詰まると、このような重要な機能がそこなわれるのです。脳の機能は局在といって、いろいろな場所に分かれて存在していますから、詰まる部位により症状は異なります。しかし、大きな動脈、中大脳動脈などが詰まると、手足が動かない、口がきけないなどという重篤な症状を示します。

このような大きな血管が詰まるのは血管の動脈硬化で血栓ができる場合もありますが、多くの場合は心房細動などにより心臓の中にできた血栓が飛ぶ、つまり塞栓により血管が詰まることが多いのです。

（３） 脳梗塞

なぜ心房細動などが起こるかというと、一つには心筋梗塞などをやって心臓の拍動が乱れやすくなっているということがあります。そうでない人の場合にはストレスとか過労により心臓の拍動が乱れているというような場合です。心筋梗塞の時にも述べましたが、ストレスが強くなると血液は非常に固まりやすくなります。もし、このような時に心臓が不整に拍動すると、心臓の中で血液がうずを巻き、血液が固まります。これが脳に飛ぶと皮質枝の脳梗塞になるのです。

2　リハビリ

皆さんの周囲にも脳梗塞で手足が動かなく、口もきけない人がリハビリの結果、次第に手足が動くようになり、口がきけるようになったという人がおられると思います。このような人の脳はどのようになっているのでしょうか。

過日タレントのすまけいという人がテレビに出ていました。この人は左の脳の脳梗塞で右手右足が動かずに口もまったくきけなかったのです。ところがリハビリで次第に手足が動くようになり、口もきけるようになりました。今では舞台に出るまでに回復したのです。

ご存知と思いますが、私たちの脳は右側の右脳と左側の左脳に分かれています。右脳は左の手足を動かし、手足の感覚を感ずる脳です。左脳は右の手足を動かし、手足の感覚を感ずる脳ですが、同時に言語を使う脳です。私たちが言葉を話す言語中枢は多くの人にとって左脳の前下の方にあります。もし右脳が脳梗塞で大きく障害されると、左の手足は動かなくなるのですが、言葉は話せます。それは言語中枢が左脳の前頭葉にあって、これが侵されていないからです。一方左脳が大きく障害されると、右の手足が動かないだけでなく、口がきけなくなります。田中角栄さんとか長嶋さんがこれです。

ところが、すまけいさんのようにリハビリをやると次第に回復してきます。過日横浜で講演したところ、聴衆の一人が、「自分の母は62歳くらいの時に左の脳梗塞で右手、右足が動かず、口もきけませんでした。ところが負けず嫌いで、涙を流してリハビリをしました。すると次第に右手右足が動くようになり、口をきけるようになりました。結局93歳まで元気に働いていました」と言ったのです。

現在、機能的ＭＲＩ（磁気共鳴画像測定装置）とかＰＥＴ（陽電子放射断層画像撮影装置）などを使うと、このような人の脳がどのようになっているか調べることができるのです。まず脳梗塞により血液が来なくなった領域の神経細胞は死にます。ところがその周囲の細胞は一時的に機能が抑制されていますが、死滅しているわけではないので次第に回復します。

ところがもっと重要なことが見つかったのです。

私たちの脳の神経は交叉といって、右脳からの神経が左の手足につながり、右脳からの神経が左の手足につながっています。ところが私たちの祖先の動物では右脳から右の手足への神経の経路、左脳から左の手足への神経の経路が存在するのです。しかし、あまり使わないので退化しているのです。

脳梗塞の後にリハビリとすると右脳から右の手足に行く神経の経路が活性化され、ついに右脳が左の手足、右の手足の両方を動かすようになるのです（図3―2）。

では口のきけない人がなぜ話せるようになるのでしょうか。

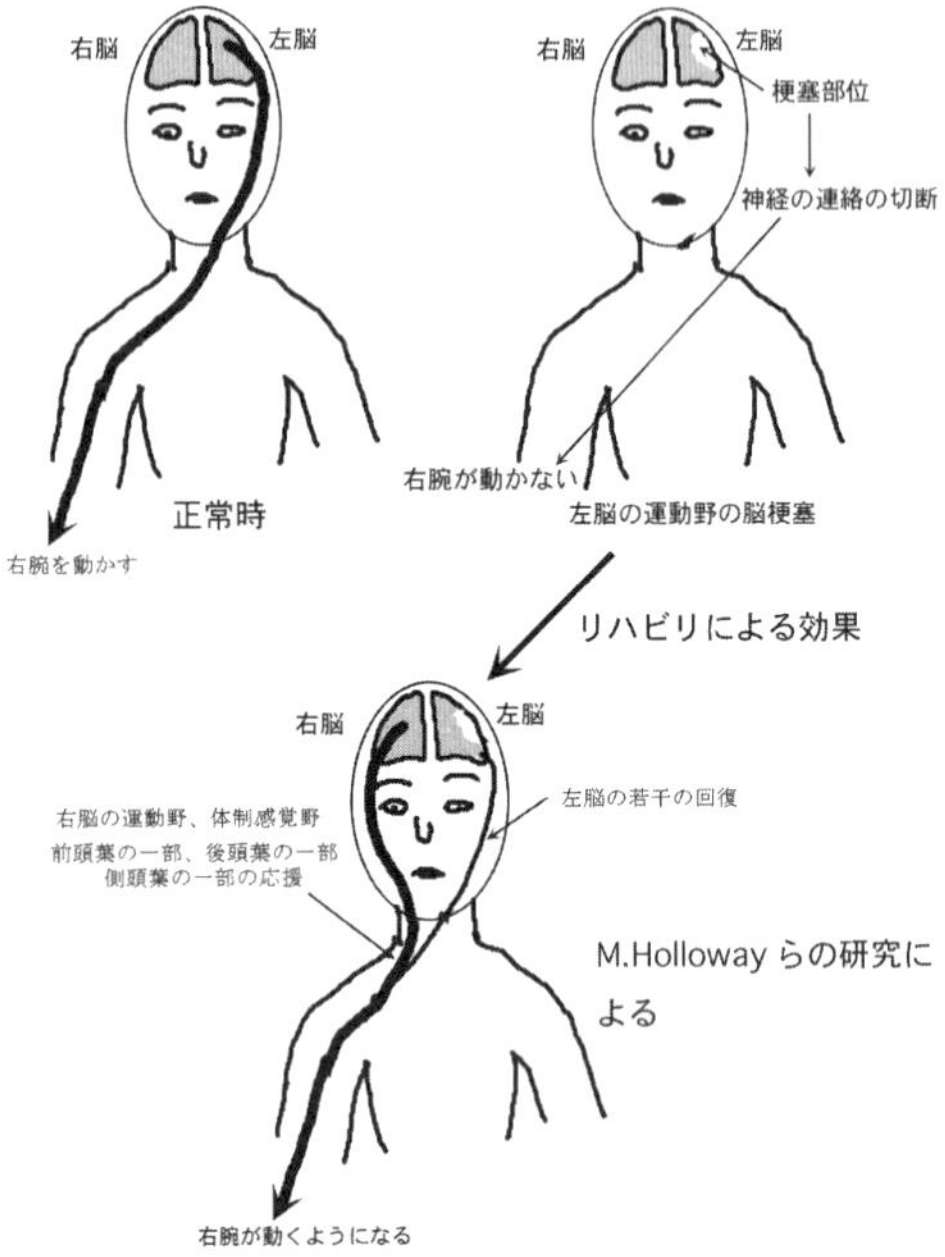

図３－２

私たちの言語中枢はほとんどの人が左脳の前下にあります。ところが右脳の同じ場所にも非常に未熟な言語中枢があるのです。あまりに未熟のために、「ああ――」とか「うう――」とかしか言えません。ところがリハビリで一生懸命に話そうとするとこの言語中枢がどんどん発達し、ついには右の言語中枢で話すことができるようになるのです。
つまりリハビリをやると脳が変わってしまうのです。今まで働いていなかったところがどんどん活動し、それにより生活ができるようになるのです。

3　脳は変わり続ける

2008年2月にNHKで「闘うリハビリ」という特集が放映されました。長嶋さんも出てきて「リハビリは嘘をつかない」などとリハビリをする自分と多くの人を激励していました。

そこで放送された若者は10歳代で脳出血になり、脳の右半分を完全に除去しました。脳は右側が左の手足の感覚、運動をつかさどっていますから、当然左足は動かないはずです。ところが彼は右脳の除去後すぐに左の足を少し動かせるようになったのです。医師はびっくりしました。脳がないのに手足が少し動くということに気づいたからです。さらにリハビリを続けると彼の左足はほとんど完全に動くようになり、いつかまた野球をしたいとリハビリに励んでいるという話題でした。

同じようなことは作曲家の小椋佳さんの息子さんのことでも放送されたことがあります。

彼の息子さんは10歳代の時に脳梗塞になり、手足が動かず、口も利けませんでした。医師は一生手足は動かないかも知れないと言ったといいます。ところが次第に手足が動くようになり、口も利けるようになって、今では琵琶の製作者として日本の三人のうちに入るといわれています。

このようにリハビリで、動けない人が動けるようにとか、何とか話せるようになりたいと思うのが脳梗塞になってしまった人の心からなる望みです。

しかし重要なことは、何とか話そう、何とか動かない右の手足を動かそうと努力しないと、話しもできないし右の手足も動かないのです。このように脳を変えることができる唯一の人間は自分しかないのです。医師や理学療法士はアドバイス、手助けをするだけです。このように脳を変える、病気から回復させることができるのは自分しかいないと理解することが病気にならない、病気から治るためにもっとも重要なことなのです。

自分以外に治す人はいない、自分以外に治療の決定権をもっている人はいないということは仏の教えに合うことです。「唯我独尊」とか「随処に主となれ」などという言葉はここを示しているのです。

このように脳が変わることでもう一つ面白いことがあります。目の見えない人はものをつ

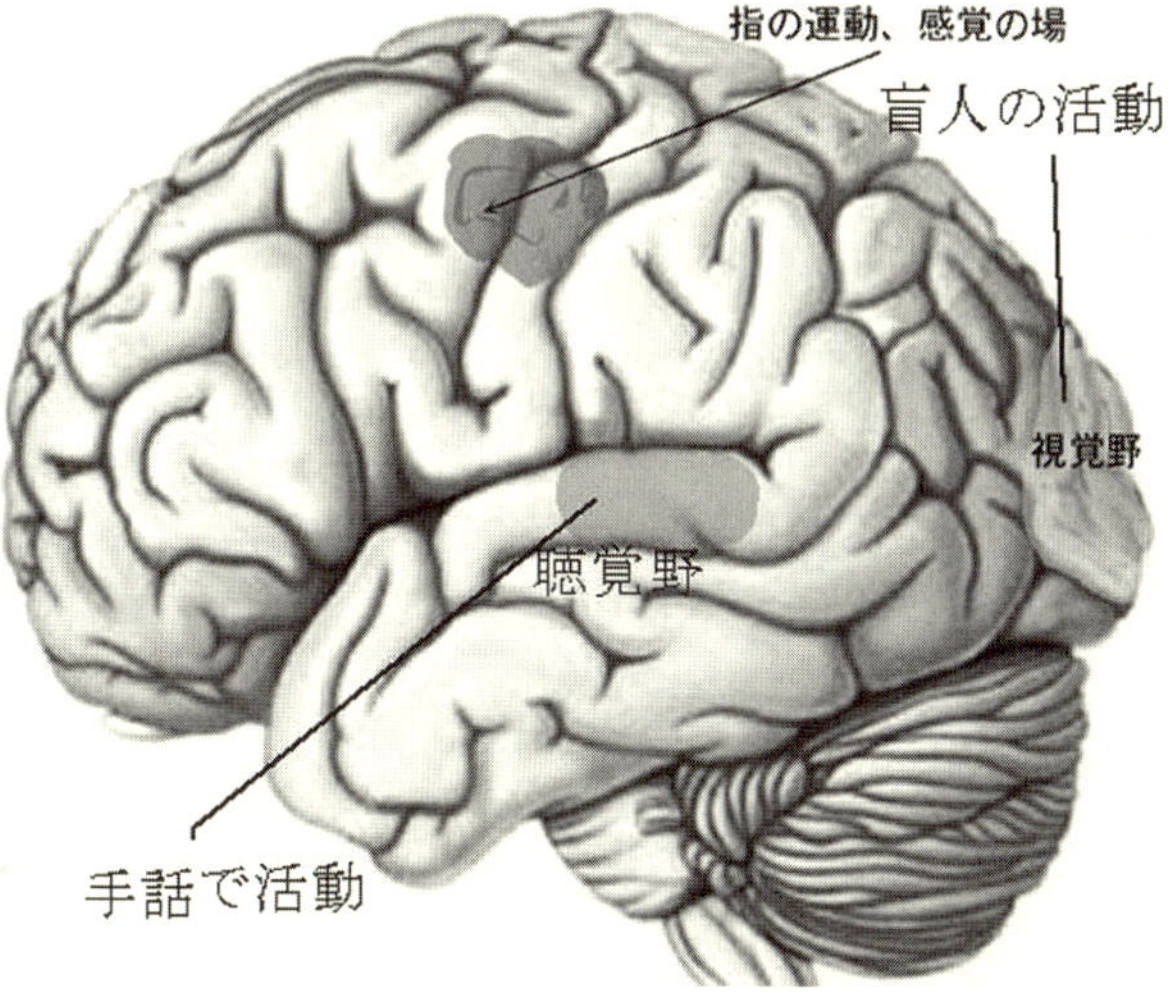

図3－3

かんで、それが何であるか理解します。もし私が目をつぶり、右手でコップを握った時に脳のどこが活動しているかをPETなどで調べると、左脳の指を動かすところが活動しています。ところが目が見えない人が右手でコップをつかみ、これが「コップです」と言う時には脳の一番後ろにある視覚野というところが活動しています。つまり盲人は指先で「見て」いるのです。

同じことは手話にも言えます。手話を知らない人が手話を見ているときには脳の一番後ろにある視覚野が活動しています。ところが耳が聴こえない人が手話を見ると、頭の横の方にある聴覚野が刺激されるのです。つまり耳の聞こえない人は手話を聞いているのです（図3―3）。

しかし、これも目の見えない人が何とか指先でこれが何かを知ろうとする、耳の聞こえない人が相手が言うことを何とか理解しようとしないと脳は変えられないのです。脳を変える唯一の人物は自分です。釈尊のおっしゃった「自分のみに頼りなさい」というお言葉にも近いことなのです。

4　脳梗塞の特効薬って何？

最近脳梗塞に特効薬が出来たとお聞きになった方は多くおられると思います。

過日テレビでやっていたのですが、脳梗塞で倒れ、すぐに救急病院に運ばれ、そこでこの特効薬の点滴を受けた患者のことが放送されていました。最初は口も利けず、右足も動かなかったのですが、この薬を注射するとすぐに足が少し動くようになり、数分で右足が完全に上がるようになったのです。同時に口も利けるようになりました。

これを放送した人たちも驚いたようですが、見ていた視聴者も驚いたようです。早速脳梗塞の患者さん、その家族から電話などがあり、何とかならないかという相談が相次いだということです。

その時に、この治療法には時間制限があり、発症後3時間以内でないと使えないと説明されていました。脳梗塞の患者さんが病院に運び込まれると、まずＣＴあるいはＭＲＩをやり、脳のどこに梗塞があるのか、もしかしたら出血ではないのかと調べます。梗塞だと分かったら、血管造影をやり、脳のどの血管が詰まっているかを調べます。これに2時間半くらいかかります。そこでこの薬の注射をするという決断が下り、治療が開始されるのです。

一体この薬はどんなものでしょう。これはｔ－ＰＡ（ティーピーエー）という名前の薬です。実は私はこの薬が開発される非常に早い時期にこの薬のことを研究していました。これはもともと心筋梗塞の冠動脈内の血栓を溶かすために開発された薬です（図3―4）。

まだ遺伝子から物質（タンパク質）が出来るということがわかった直後のことで、これを遺伝子工学で合成すれば、心筋梗塞の特効薬になり、多くの人々を救えるし、発売した会社にとっても大変な利益になるということで、多くの会社がこの開発にしのぎを削ったのです。

ところが欧米ではこの薬は心筋梗塞の治療に非常によく使われ、会社も利益を上げたのですが、日本ではほとんど売れませんでした。その最大の理由は日本ではステントなどの治療が進歩していて、心筋梗塞の患者が救急車で運び込まれると、すぐにカテーテルでバルーンを入れ、さらにステントを入れるという手術を行い、患者は心筋梗塞から回復するようにな

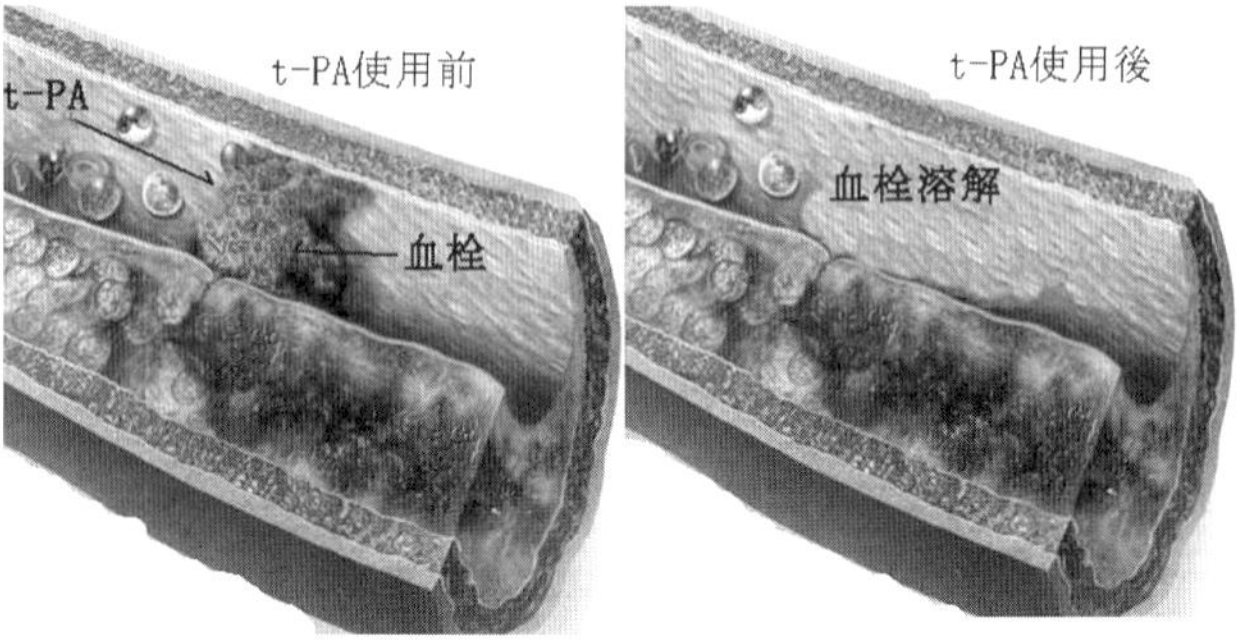

図3－4

ったのです。このためにこの薬は使われなくなり、医師も学者も研究しなくなりました。

その後欧米ではこれが脳梗塞の際の血栓も溶かし、脳梗塞にも使えると報告されたのですが、日本ではこの方面にも使われませんでした。その理由は副作用です。

脳梗塞になり、血管が詰まると、その先の血管に酸素も血液も行きません。すると血管が弱ります。その後血栓が溶けて血液の流れが再開されても、今度はそこの血管が切れて脳出血になることが恐れられたのです。これを出血性梗塞といいます。脳は重要な機能を営んでいますから、このようなところに出血が起こっても、なお梗塞を溶かせばよいのだというわけには行きません。そこで血流再開後に出血が起こらないような時間帯にｔ－ＰＡを用いなくてはならないということで梗塞後3時間という時間が決められ、それ以後は使わないことになったのです。

5　コレステロールは脳梗塞に悪いの？

脳梗塞を防ぐにはという話の際にかならず「脂肪を避け、コレステロールの摂取を減らしましょう」という言葉が入ります。

コレステロールは悪いという知識が骨の髄までしみこんでいる現代人に、コレステロールはよいこともしていますと説明することは大変です。そのようなことを書くと、読む人は書いた私を信用しなくなり、本も読んでもらえないということになるかもしれません。

そこで日本の研究についてお話ししましょう。

東北地方に脳卒中が多いということは昔から有名でした。それは長い雪におおわれた生活、海から離れているので魚介類は塩漬けにし、野菜など塩を加えて、日干しにするという蓄え方をして来たために、塩分の摂取量が多い生活でした。

このような生活をしていると血圧が上がり、脳血管を破裂され、そのために脳卒中が多いのだといわれました。

東京都立老人研の研究者が１９９０年代に10年間追跡調査をしたのです。そしてどのような生活をしている人に脳卒中が多いかを調べました。すると栄養がよくなり、摂取するタンパク質、コレステロールが多くなると脳卒中、とくに脳出血が激減したのです。食塩の量はあまり関係ありませんでした。

では脳梗塞はどうだったのでしょうか。実は脳梗塞とコレステロールは関係しないというのが通説です。コレステロールの高い人は脳梗塞になりやすいわけではないのです。それどころかコレステロール値が増すと脳梗塞になる率が減るということが分かってきたのです。最近はもっと重要なことがわかりました。コレステロール値の高い人は脳梗塞の症状が軽いだけでなく、死亡率も低いのです。これはコレステロールが脳を保護し、血管を強くしているからなのです（図3―5）。

これは驚くべきことではないでしょうか。前にも述べたように今では脳梗塞、脳出血の方が心筋梗塞より怖い病気だということになっています。リハビリも大変です。このような時にコレステロールが脳を守ってくれるということは朗報ではないでしょうか。もし、あまりこの話を信じられないようでしたら、少なくとも、コレステロールをあまり下げないということだけには気をつけてください。

最近脳出血も増え気味です。過日のＮＨＫの「闘うリハビリ」の司会をされた藤田さんも

（3） 脳梗塞

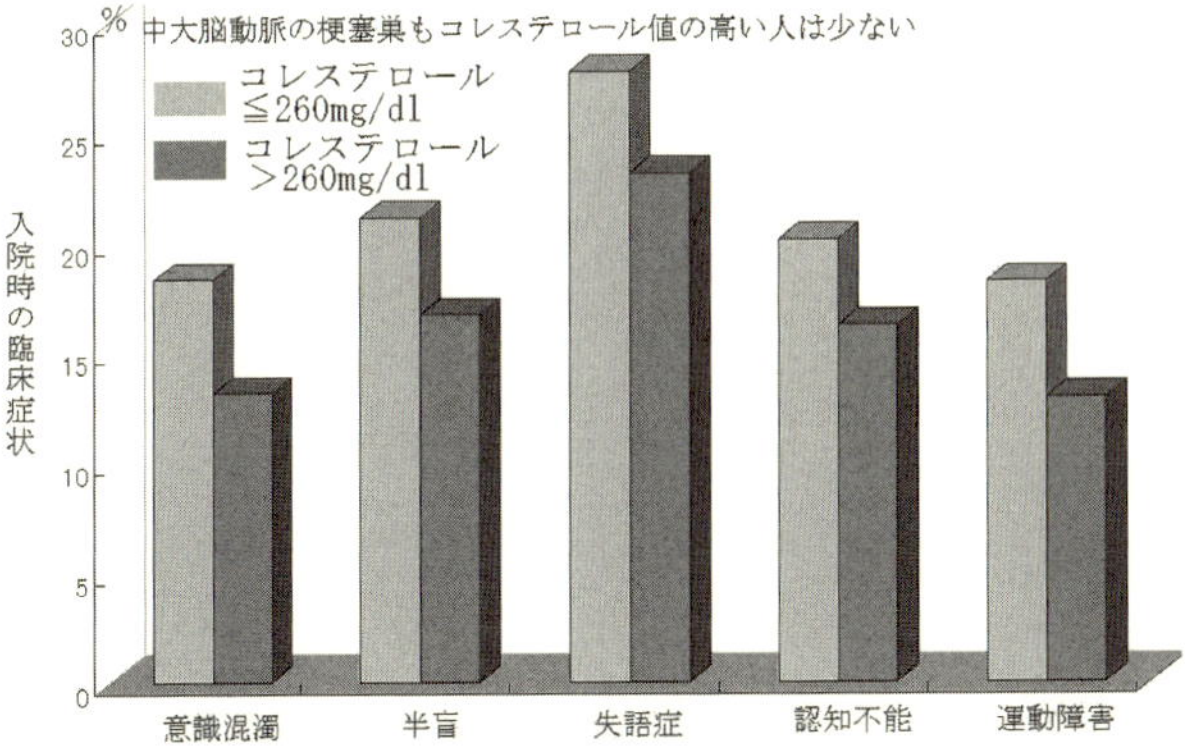

コレステロール値と脳梗塞の症状
重度障害、死亡も高コレステロール値の人は少ない
Vauthey.C. et al. Neurology 54;1944,2000

図3－5

7ヵ月前に脳出血になり、まだ後遺症に悩んでいるということでした。藤田さんもやせ気味といえるのではないでしょうか。

さらに心筋梗塞と同じようにストレスは血液を固めるようにさせ、血栓を作らせます。多くの脳梗塞の患者さんは強いストレスの後で脳梗塞になっています。このことは心の平静が脳梗塞を予防する上で非常に大事だということを意味します。

またリハビリといっても苦しいだけでなく、完治しない人も多くいます。あれほど苦しい思いをするくらいなら、日ごろから精神の安定を図り、体を動かして血流をよくし、血栓の形成を防ぐ生活を心がける方がよほど楽だと思わざるをえません。ぜひ日常生活に注意を払って脳梗塞にならないようにしてください。

（4） 糖尿病

1 どんな病気？

甘いものというとすぐに言われるのは「太るぞ」ということです。また糖尿病という言葉が表すように糖分が多いと糖尿病になるかも知れないと怖れられます。

そもそも糖尿病とはどのような病気でしょうか。

糖尿病は人類の歴史とともにあった病気ともいえます。紀元前１５００年くらいに書かれたエジプトのパピルスにも記載があります。その記載によると、糖尿病になると尿量が増すと書かれ、治療としては、菓子と小麦粉、砂と水を混ぜたものをろ過して4日間服用しなさいとなっています。当時は糖尿病になると何を食べても空腹を感じ、甘いものを特に欲しがるので、菓子を与えればよいと思われたのでしょう。

糖尿病は英語ではディアベーテス・メリトス（diabetes mellitus）と言います。デイアベテスとはギリシャ語でサイフォンという意味です。この言葉を使い出したのは紀元2世紀ごろの医師、アレタエウスです。彼は「糖尿病の患者は肉や手足が尿の中に溶ける。患者は水を飲むことを一刻も止めない。渇きも癒せず、いくら水を飲んでも、尿の排出に追いつかない」と述べています。

17世紀になって英国のチャールズ2世の侍医であった医師、トーマス・ウイリスは「患者の尿は蜂蜜か砂糖のように甘い」と述べています。メリトスというのは蜜という意味で糖尿病とは蜜の出るサイフォンということからこの名前がついたのです。

18世紀になると英国の医師、ドブソンが患者の血液も甘く、尿に出る前に糖が腎臓で作られるのではなく、その前から血液の中にあるということを示したのです。これが漏れ出してくるのです。

ではこのような異常は体のどこが悪いから起こるのかということが学界の関心事になりました。19世紀になると糖尿病はすい臓のランゲルハンス島という場所が萎縮していることが分かりました。

1921年にカナダのトロント大学のバンチングとベストという2人の医師（ベストはまだ学生でした）が、すい臓をすりつぶし、その中からインスリンという物質を取り出しました。これを糖尿病の患者に与えると、尿量も減り、渇きもなくなり、体重も増えるということが分かり、2人の発見は世紀の大研究とされ、バンチングはノーベル賞をもらったのです。

インスリンを牛のすい臓などから取り出し、これを糖尿病の患者に与えると糖尿病が治りました。ところが、多くの糖尿病患者では血液内のインスリンの量が必ずしも少なくないという矛盾した減少が見つかったのです。

特に中年以降の太った人に起こる糖尿病ではインスリンの量があまり低くないのです。一方、インスリンがほとんど出ない糖尿病は子どもに多いということも分かりました。つまり糖尿病には2種類あるということが分かったのです。

実は成人、特に肥満者に見られる糖尿病はインスリンがすい臓から出ないのではなく、インスリンの効きが悪い、あるいはインスリンの分泌がゆっくりだからということも分かりました。

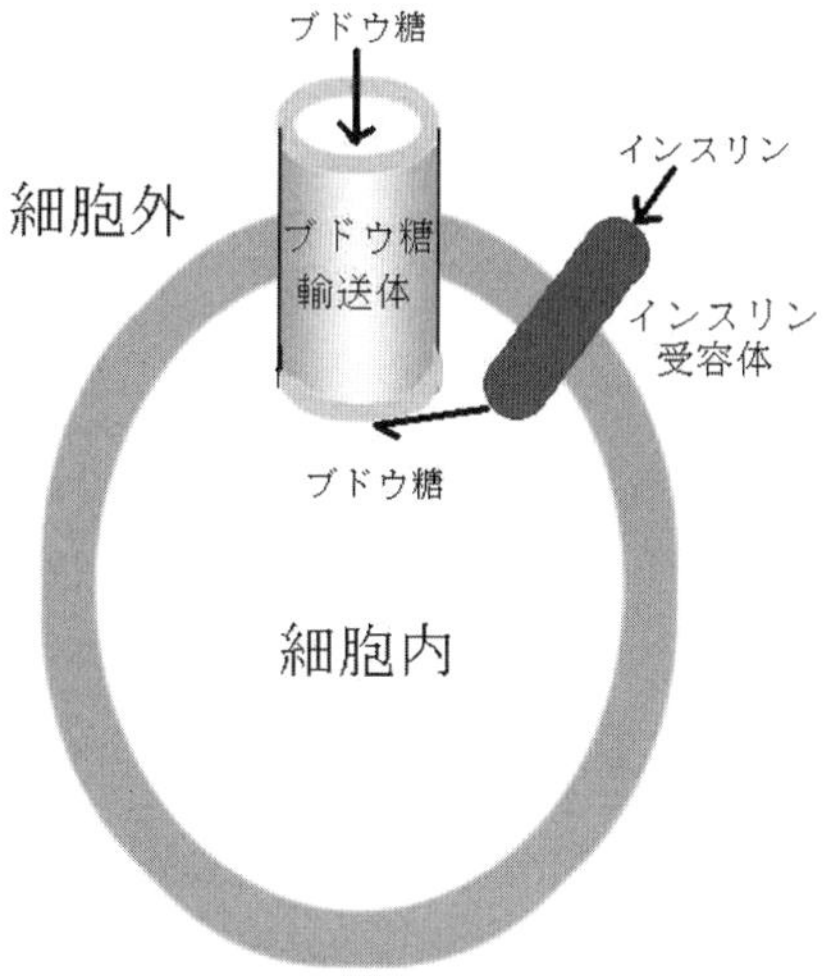

インスリンが受容体と結合すると
ブドウ糖の輸送体の入り口が開き
ブドウ糖が細胞内に入ってくる

図4－1

2　糖尿病の種類には何があるの？

そこで糖尿病を分類し、子どもに起こる糖尿病を1型、あるいはインスリン依存性糖尿病とし、大人、特に太った人に起こる糖尿病を2型、インスリン非依存性糖尿病としました。

実は1型は全糖尿病の5％くらいしかないのです。この病気はすい臓が免疫の異常で免疫の細胞に攻撃され、死滅してしまうことで起こるのです。すい臓にはインスリンを出すβ細胞がほとんどないのです。

一方、2型糖尿病ではインスリンは出ます。またβ細胞も最初は死滅していません。ただインスリンの効きが悪いか、血糖値が増えてもインスリンの分泌が遅れてしまい、血糖値が上がりっぱなしになっていることから起こるのです。

一般に2型の糖尿病は肥満者に起こり、しかも中年以後に起こるといわれてきました。ですからこの本で話すのは2型の糖尿病のことです。さらにこれには遺伝的傾向もあり、家族に糖尿病の人がいると自分も糖尿病になる可能性が高いとされています。

このような患者にはインスリンを投与するだけでなく、食事の制限をしたり、運動をさせたりして、血糖値があまり上がらないように指導することが重要な治療法になりました。

なぜ太った人ではインスリンが効きにくいのかということは大問題です。この問題をある程度解決したのは、大阪大学の松沢祐次先生を中心にしたグループだったのです。

その前にもう少しインスリンの役割を話しましょう。細胞はエネルギー源としてブドウ糖を取り込みます。これを燃焼させてエネルギーを取り出すのです。ところが細胞がブドウ糖を取り込む経路、輸送体は普通は閉じているのです。これが開いてインスリンを細胞の中に入れるためには、インスリンが細胞の膜にある受容体という部分に結合する必要があるのです。つまりインスリンがないと、ブドウ糖が細胞内に入りません。細胞内に入らないから血液内にたまり、これが多くなりすぎると尿の中に漏れ出してくるのです。これが糖尿病なのです。糖尿病はブドウ糖が多すぎる病気でなく、ブドウ糖を使えない病気なのです。細胞内にブドウ糖がなく、細胞の外にはあるという病気なのです。

糖尿病について普通の人は、ブドウ糖が体中にいっぱいあり、それがあふれて尿の中に出てきてしまう病気だという意見をもっていると思います。しかしそうではないのです。ブドウ糖全体として多いとかどうかという問題ではなく、体がそのブドウ糖を使えないという病気なのです。

(4) 糖尿病

松沢先生らは脂肪細胞、特に内臓の脂肪細胞からアディポネクチンというホルモンが出て、

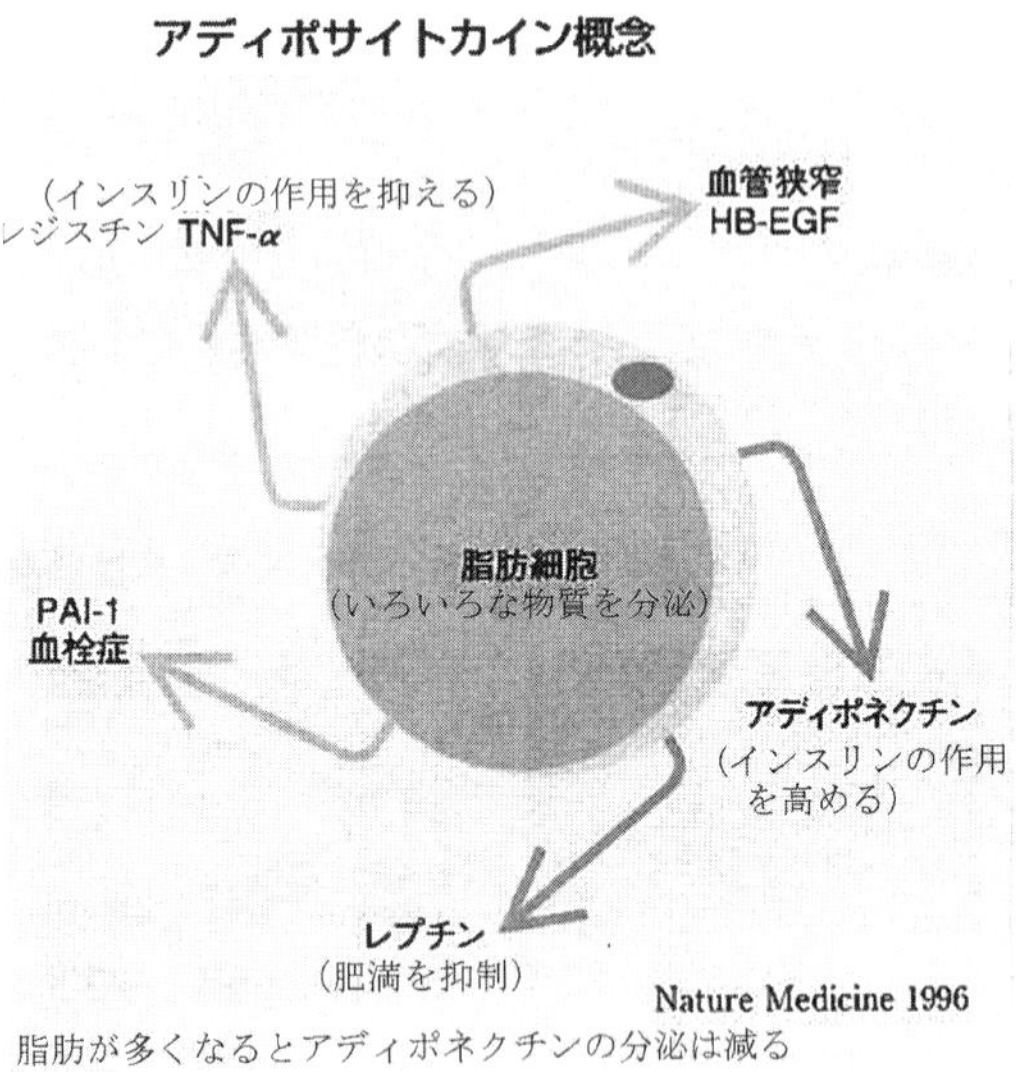

図４－２

これがインスリンの効きをよくしているということを見つけました。ところが太ってくるとアディポネクチンの放出が減り、インスリンの効きが悪くなり、ブドウ糖が細胞の中に取り込まれなくなるというのです。脂肪細胞からはレジスチンとかＰＡＩ－１、ＴＮＦ－αなどという物質も出されます。レジスチンとＴＮＦ－αはインスリンの効きを悪くしたり動脈硬化を起こしたりし、ＰＡＩ－１は血栓を起こします。ですから内臓脂肪は悪の元凶だといわれたのです。

3 肥満の人が糖尿病にかかりやすいの？

肥満は脂肪が体に多くつくことから起こります。脂肪はそのまま体のいろいろなところにつくのではないのです。霜降りの肉を見ると白い斑点がいっぱいありますが、あれは脂肪が霜のように散らばっているのではなく、脂肪を含んだ脂肪細胞が筋肉の間にいっぱいあるということです。

脂肪には内臓にある脂肪と皮下にある脂肪があるということはよく知られるようになりました。前に述べたアディポネクチンというタンパクはインスリンの働きを高めるように作用します。細胞のインスリン受容体にインスリンが結合すると、ブドウ糖の通路が開き、ブドウ糖が細胞の中に入り込むようになります。

さてブドウ糖の通路が開くもう一つの理由があります。筋肉では運動をしてアドレナリンのようなホルモンが出るとインスリンがなくてもブドウ糖が細胞の中に入り込みます。糖尿病の人が朝インスリンの注射をしてゴルフなどをすると血液のブドウ糖が筋肉に入り込み、血糖値が急に下がります。脳はブドウ糖以外をエネルギーとして使えないので、血糖値が下がりすぎると気分が悪くなり、もっと下がる（50mg／100ml以下）と意識を失い、転倒し

メタボリックシンドロームの基準
日本肥満学会（JASSO）基準（2005年）
腹囲男性85cm、女性90cm以上が必須。かつ
血圧130/85mmHg以上。
中性脂肪150mg/dl以上またはHDLc40mg/dl未満。
血糖110mg/dl以上。
の３項目中２項目以上。

表４－３

たりするのです。

欧米では糖尿病の人が意識を失い倒れることを非常に危惧します。そのために、このような人の胸に札をぶら下げさせます。この札には「私が倒れていたら、ポケットの飴を口に入れてください」と書いてあるのです。飴の中には砂糖が入っており、砂糖は口の粘膜でブドウ糖に分解されて、吸収されるので血糖値が急に上がるのです。そこでブドウ糖が脳に入り、意識が戻ります。劇的なので周囲の人は驚きます。

もう一つはストレスです。ストレスに遭うと血中のブドウ糖が多くなるということはすでに述べました。普通はストレスが終わるとブドウ糖の値も下がるのですが、もしストレスが続くと、あるいは自分で心配事を心の中で繰り返すと、血糖値があがり続けます。これも糖尿病を引き起こすのです。

さてメタボリックシンドロームという症状があります。これは腹囲が男性で85㎝以上、女性では90㎝以上で、次の三つの症状のうちの二つ以上をもっている場合をいいます。

高トリグリセリド血症（中性脂肪が150㎎／dl以上）、または低HDLコレステロール血症（40㎎／dl未満）、収縮期血圧が130㎜Hg以上で、あるいはまた拡張期血圧が65㎜Hg以上、空腹時血糖が110㎎／dl以上、つまり高脂血症か高血圧か高血糖の二つがあれば、これをメタボリックシンドロームと呼んでいるのです。これがあると、糖尿病、心筋梗塞、脳梗塞、閉塞性動脈硬化症になりやすいので注意せよということです。

このことが発表されてから、腹囲を気にする人が多くなりました。体重より腹囲が問題だというわけです。多くの中年の人の腹囲は85㎝を超えていますから、非常に心配する人も出てきたのです。実は日本の男性の半分が腹囲85㎝以上なのですから、大変です。

4　運動の効果はあるの？

（4）　糖尿病

ところが最近腹囲が大きくても腰周りも大きければ、心筋梗塞などになりにくいという結果が出されるようになりました。たしかに腹囲は内臓脂肪が多ければ、大きくなります。一方腰周りは筋肉がつくと大きくなります。つまり運動を多くする人の腰周りは大きいのです。

そこで腹囲―腰周り比を測ると、これが小さい人、つまり腹囲に比べ腰周りが大きい人は生活習慣病になりにくいということが分かったのです。

一方やせている人でも運動をしない人では腹囲の方が腰周りよりもはるかに大きくなります。このような人はやせていても生活習慣病になりやすいのです。一方太っていても運動をして腰周りが大きい人は生活習慣病になりにくいのです。

ではどのような運動がよいのでしょうか。1週間に3時間以上運動をすると糖尿病の危険は半分くらいになるのです。ここで運動というのはテニスや水泳などジムやプールでやるものです。ところが歩行を同じ時間すると、糖尿病の危険率は30％くらいにまで下がるのです。つまり無理にテニスなどをしなくても、歩行で十分糖尿病は防げるのです。このことを覚えておかれると、なるべく歩く時間を増やし、糖尿病にならないようにしようという気になります。

特に最近注目されているのはＮＥＡＴという考え方です。ＮＥＡＴとは運動によらないエネルギー消費のことです。立っているとか家事をするとかで使われるエネルギーのことです。私たちの体は動かないでじっとしていても１８００キロカロリーくらいの熱を発散します。心臓が動き、呼吸し、消化管が動き、脳も働いている、さらに皮膚や呼吸で蒸気とともに熱

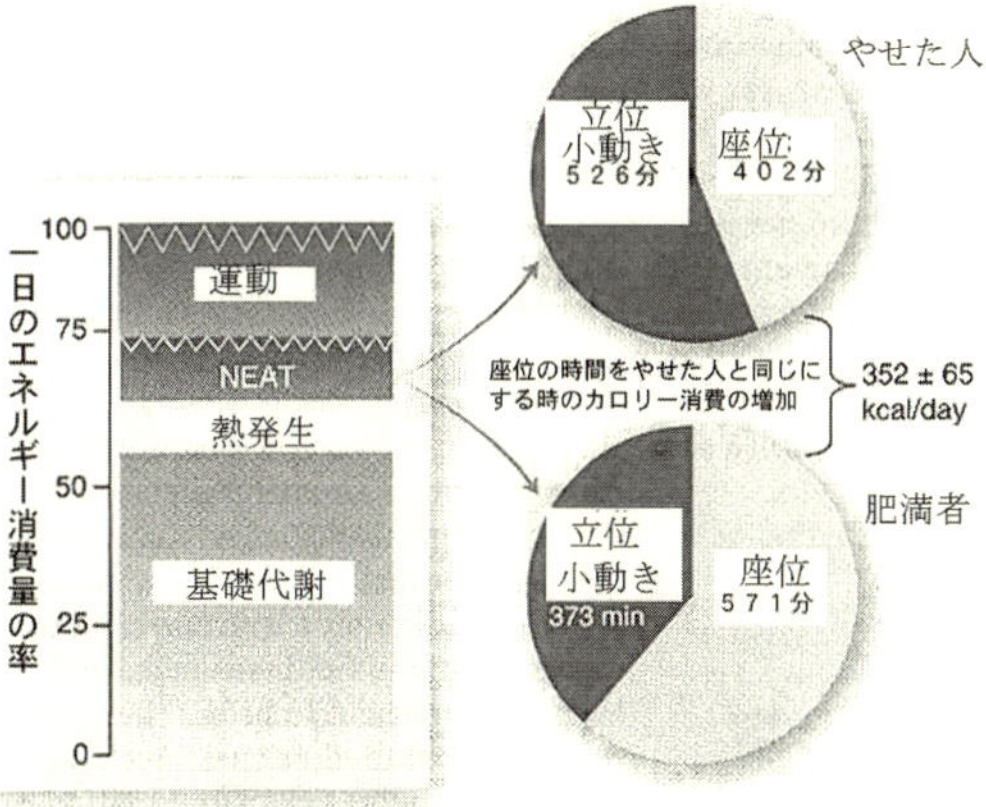

NEAT;non-exercise activity thermogenesis；運動によらない
エネルギー発散
計画的な運動よりも、立ったり、体の姿勢を正したり、
小動き（家事）する方が体重を減らす。
Ravussin,E. Science 307;530,2005

図４－４

が出ているというような具合です。この値は普通朝起きて、ゆったり横になって何もしない時の値です。

運動をするともっと多くなります。

図４－４に示してあるカロリーでは熱放散は基礎代謝と別にしていますが、普通は一緒に計算します。また運動として普通の運動とＮＥＡＴはいっしょにしているのですが、これを分けて示してあります。

すると太っている人はＮＥＡＴが少ない、その理由は太っている人は座っている時間が長く、立っている時間が短いというような小動きが少ないためだと分かりました。もしやせている人と同じくらい小動きをするとエネルギーの放散量が大になり、太らなくなるということも分かったのです。

実際糖尿病を予防するには運動が大事だと言いましたが、それは水泳、テニスなどという本格的な運動でなく、NEATと歩行だけでも非常に有効だということが分かったのです。興味深いのは正常体重の人が運動をしない場合には、軽度肥満の人（BMI＝体格指数＝が25―29・9）がよく運動した場合よりもはるかに糖尿病になりやすいということです。糖尿病というとすぐに食べすぎと思われるでしょうが、現在日本人は「もの食わぬ人々」といわれます。それでも糖尿病が多くなっているのは、運動をしないこととストレスが原因と考えられます。

5　なぜやせた人が糖尿病になるか

最近やせている人の糖尿病が目につきます。過日、中年の女性が糖尿病だというので、「あなたは今まで太ったことがありますか」と聞きました。すると一度も太ったことがないというのです。なぜやせている人が糖尿病になるのでしょうか。

実際、厚労省が糖尿病の人と健康な人の体格指数（BMI）を比較しました。すると両者にはほとんど差がなかったのです。つまり糖尿病の人が必ずしも太っているとはいえないという結果が得られたのです。また茨城県の11万人の人を調べた結果ではやせている人がもっとも糖尿病の危険が大きいということが分かりました（図4—5）

本来2型糖尿病は肥満の人にみられる糖尿病と定義されていました。ところがやせていても糖尿病になるというのは矛盾ではないでしょうか。

1960年代に米国のニール博士は倹約遺伝子という概念を提唱しました。動物は常に飢餓の危険に見舞われる。そのために、食べ物が十分にある時にはそれを脂肪として蓄え、食べ物が足りない時にはこれを分解してエネルギーを取り出し、危機を乗り切るのだという考えです。これは私たちが食べ過ぎるとなぜ太るかという疑問の説明によく用いられた議論です。

ところがニール博士はブドウ糖と脳の関係についても述べています。脳はブドウ糖以外をエネルギー源として使うことはできないのです。そこでもしブドウ糖の摂取量が減ると、脳はからだに命令を出し、細胞がブドウ糖を使えないようにしてしまうのです。ブドウ糖を使えないようにするというのは、細胞がインスリンに反応しない、つまり細胞がインスリンがあってもブドウ糖を取り込めないようにするということです。

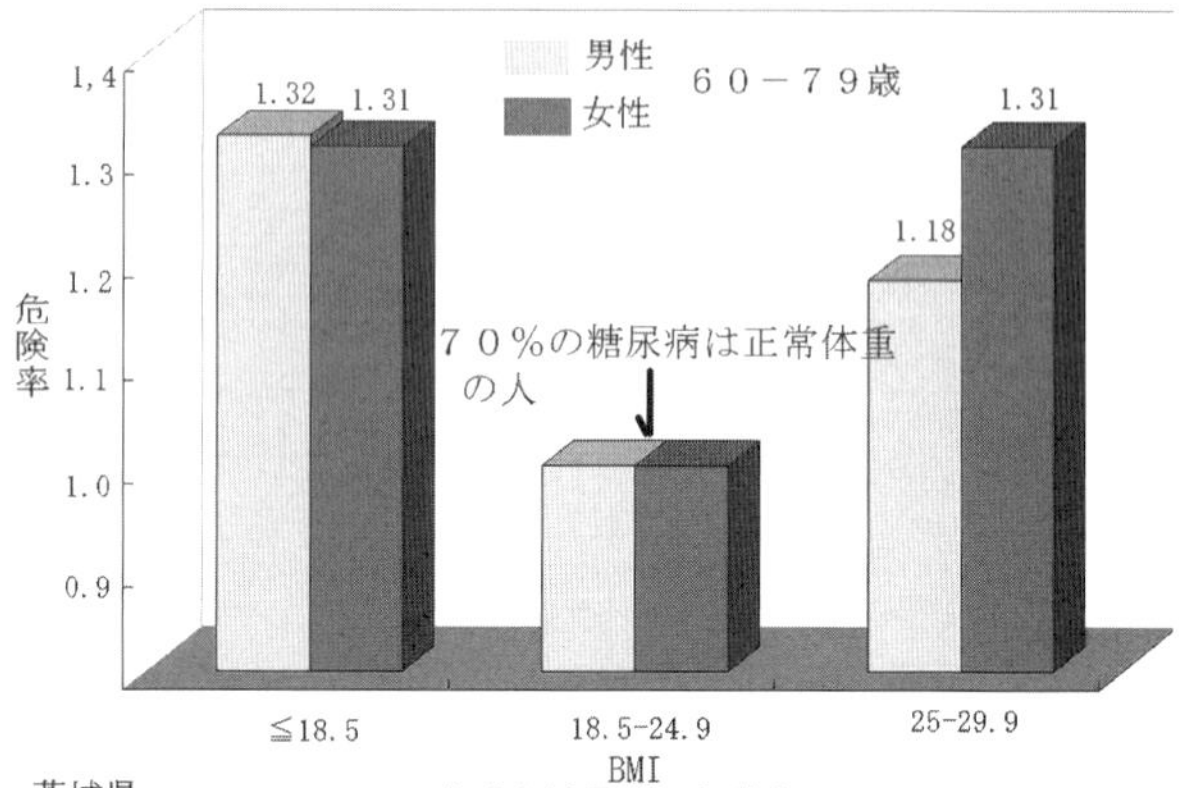

茨城県
体重と糖尿病の危険率
９３年に健康診断を受けた人、１２万７千人を０４年まで１１年追跡
糖尿病になった人は８４００人以上

２００８年、独協大学、西連地利巳ら

図４－５

実はこれは糖尿病の定義なのです。私たちはブドウ糖摂取量が多くても糖尿病になるし、少なくても糖尿病になるのです。糖尿病にならないようにするために、出来るだけ食べる量を減らすというのは少しも糖尿病の予防にならないのです。

ブドウ糖というのはそれほど脳にとっては大事なのです。よく脳トレによい訓練としてゲームをやったり、クイズを解いたりします。なぜそれが脳によいかの説明として脳機能がこれらの訓練でよくなるということが示されます。その検査の方法は磁気共鳴であったり、ＰＥＴ（陽電子放射断層撮影画像）であったりします。

特に機能的ＭＲＩ（磁気共鳴画像）はヘモグロビンが酸素を放す時に磁場が変化するという理論を利用しています。ヘモグロビンの放した酸素はブドウ糖を燃焼させるために使われるのです。つまりある脳トレをやったら脳によいというのは、その脳トレをやるとブドウ糖をたくさん燃焼し、エネルギーを獲得するということを示しているに過ぎないのです。

これほど大事なブドウ糖を制限することは、認知症になれというのと同じなのです。

もう一つ大事なのはストレスとの関連です。私たちはいらいらしている、あるいは不安や心配が多くなると血中のブドウ糖が増えるといいました。甘いものは精神を安定させる効果をもっています。食べないようにするということの方がストレスを増やし、糖尿病を誘発するといってもよいのです。

（４）　糖尿病

（5） 認知症

1 認知症ってどんな病気？

最近、何かといえば認知症が話題になります。NHKでも何回か特集を組んで放送し、介護する人たちや家族の苦悩を取り上げています。また認知症になった人たちの姿がテレビ画面に映し出されるのを見ると、本当に世話をなさる方は大変だと思うのと同時に、何とか自分は認知症にはなりたくないと思うのが普通のことと思われます。

昔はボケとか痴呆と呼んでいた異常を、今は認知症と呼んでいることはご存知と思います。当時は痴呆には二種類あり、一つは脳血管性の痴呆、もう一つはアルツハイマー病型の痴呆とされました。脳血管性とは脳のいろいろな場所に小さな脳梗塞が出来、それにより脳の機能が障害され、知能や行動の能力が低下した状態をいいます。昔は日本では脳血管性痴呆が70%で、アルツハイマー病型が30%、欧米ではその逆で脳血管性痴呆が30%でアルツハイマー病型の痴呆が70%などといわれていました。

ところが脳梗塞になるとアルツハイマー病の症状が非常に悪くなり、アルツハイマー病の人では非常に脳梗塞を起こしやすいということから、よほど特別に脳梗塞を多発した場合以外は、このように二つに分類しなくなりました。

　ではアルツハイマー病とはどのようにして見つかったのでしょうか。１９０１年にフランクフルトにいたアルツハイマー博士のところに急速に記憶を失ってゆくと訴えた46歳のアウグステという女性が診察を受けにきました。その時の会話は次のようなものです。

「あなたの名前は何ですか」

「アウグステ」

「いや、名前のほうです」

「アウグステ」

「あなたのご主人の名前は何ですか」

「アウグステ」

「いや、あなたのご主人の方の名前ですよ」

「私の主人？」

　彼女は博士の質問の意味が分からないようでした。彼女の痴呆は急速に進み、最後は自分がだれか、どこにいるのかも分からなくなり、１９０５年に51歳で死亡しました。

　１９０６年にアルツハイマー博士は彼女の病気をドイツの精神医学会で報告し、彼女の脳

（5） 認知症

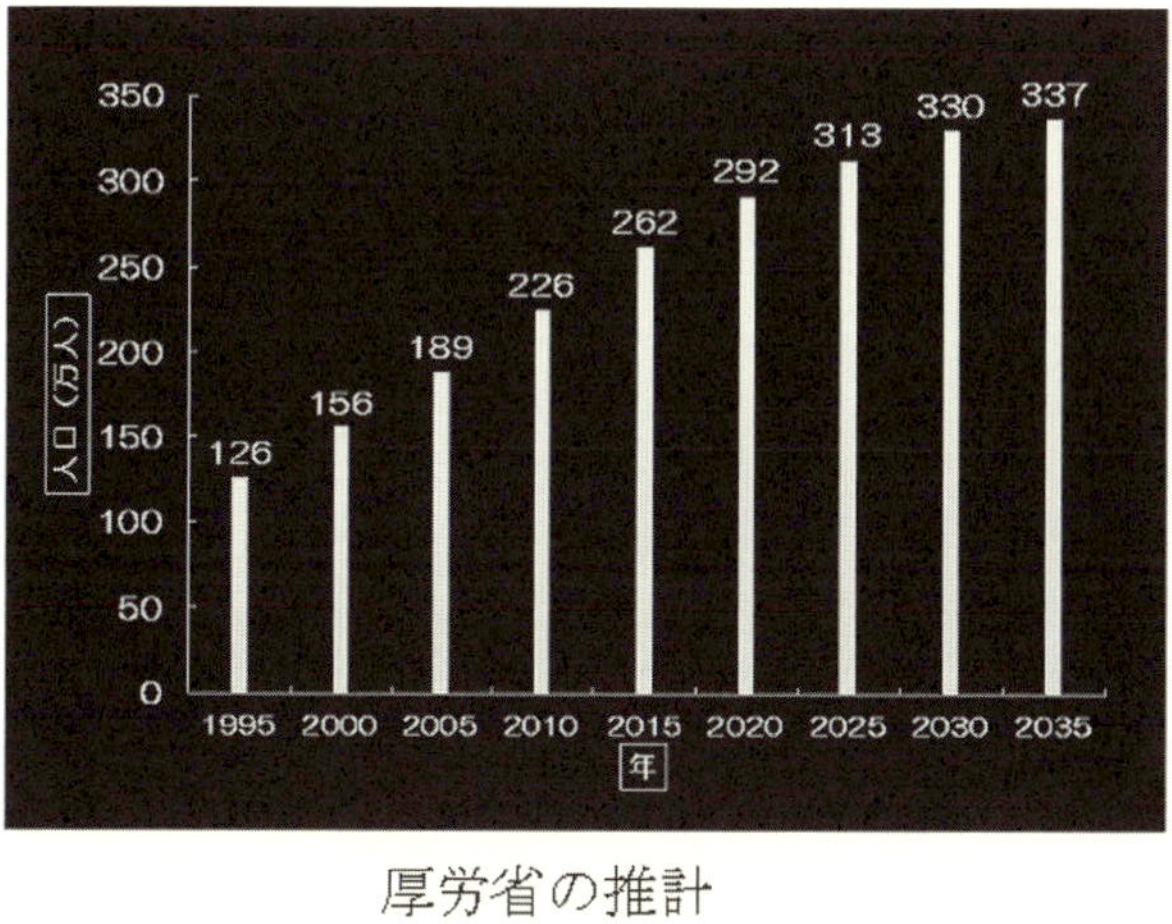

図5－1　認知症の患者数

を死後調べると脳に多くの斑点があり、細胞内に神経の細い繊維のもつれがあると述べました。斑点に沈着している物質はβアミロイドというタンパク質でした。この病気が博士にちなんでアルツハイマー病と名付けられたのです。

1997年にアメリカの疾病センターが発表した年齢別アルツハイマー病の率によりますと、65歳では5％前後、75歳では20％、85歳では46％、90歳では70％前後の人がアルツハイマー病になっています。

認知症は定義がいろいろなので計算の仕方もいろいろですが、220万人くらいいるとされます。

2　脳はどうなっているの？

さて認知症（アルツハイマー病）のことを話すにはβアミロイドというタンパクのことを話す必要があります。私たちの多くの細胞の膜にはアミロイド前駆体というタンパクがあり、これが酵素で切断されるとβアミロイドになります。脳内でこれができるとお互いに集合し、溶けない塊になります。これが老人斑です。老人斑の周囲には神経の突起が壊れたものがあります。これはタウというタンパクがもつれたもので、神経原繊維と呼ばれています。このタウのもつれとβアミロイドが老人斑をつくり、これが出来ると近くの神経細胞を障害し、神経細胞を死滅させて行きます。ですからアルツハイマー病の病態は老人斑だといえるのです。

ではアルツハイマー病の遺伝はどうでしょうか。たとえばアミロイド前駆体と呼ばれるタンパクに異常があったり、これを切断するタンパクに異常があれば、老人斑が出来やすかったり、溶解しにくいアミロイドができたりします。このような遺伝子の異常による病気はアルツハイマー病全体の2・3％に過ぎません。また若年性アルツハイマー病といわれるものは大体この遺伝子の異常によります。

遺伝子の異常といっても、それが親から遺伝したものという場合は少なく、自分の遺伝子に異常が発生した場合が大部分です。ですから親が正常でも自分がアルツハイマー病になる場合もあり、親がアルツハイマー病であっても自分はならない場合もあることに注意してください。

もう一つアルツハイマー病になりすい人は脂肪を運ぶタンパクであるアポリポタンパクEの4をもっている場合が多いことも知られています。しかし、日本人の場合にはE4をもつ人は全体の数パーセントですから、これもあまり問題にはならないのです。

アルツハイマー博士はアルツハイマー病の患者の脳には老人

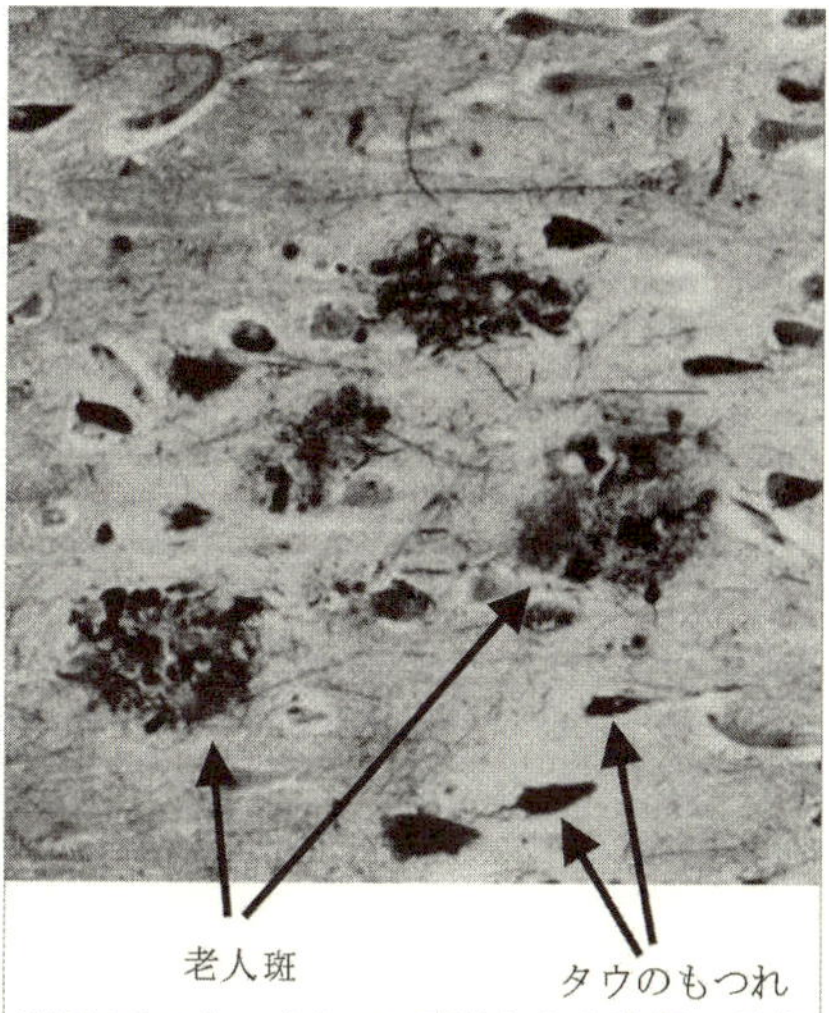

老人斑はAβのあつまりで、変性したと突起、星状細胞ミクログリアでかこまれている。タウは過リン酸化されている

図5－2

斑があり、正常に老化した脳には老人斑はないと言いました。しかし、現在では正常の人の脳にもかなり老人斑があることが知られています。ただしアルツハイマー病の人の場合には老人斑の数が急速に増えてゆくのです。ですからこの急速に増える原因を見出し、それが起きないようにすればアルツハイマー病は予防できるのです。もし急速に老人斑が増えるようになってしまえば、現在の医学では治しようがないのです。

しかし、最近では正常の高齢者でも老人斑がアルツハイマー病の患者の30%くらいはあるということが分かってきました。有名なぎんさんなどは100歳の時に、趣味は国会討論を聞くことだなどといい、頭脳がはっきりしていることで評判になりました。

ところが死後愛知医大で脳を調べたところ、かなり老人斑があったということです。実は老人斑があってもよいのです。犯されていない神経細胞が活動していればよいのです。また、老人斑が急速に増えなければ、これも脳の働きを健全にするのです。

3　予防はどうしたらよいの？

年をとると脳に老人斑が増えてゆくと申しました。100歳以上生きた人の脳を調べると老人斑がまるでない人もいました。しかし多くの場合、老人斑は年齢とともに増えるのです。

ただ、増えても脳の機能が衰えないなら問題ないのです。このように徐々に増えてゆく老人斑が急に増えるのはどのような場合でしょうか。まず脳の打撲があります。これは物理的な脳の損傷です。また精神的な脳の損傷、つまり強度のストレスも脳を障害します。これを防ぐことが認知症を予防します。

私たちは年をとるとつまずきやすくなります。たとえば階段の上がり降りです。階段を登る時に私たちは段の高さを目算します。それに合わせて足の筋肉を収縮させ、足を段に乗せます。もし目算が狂うか、足の筋肉の収縮が段の高さに合わないような場合には足が段につまずきます。それで倒れるのです。

若い人は倒れても別に頭を打たないでいられます。ところが年をとると足腰の筋肉が弱っているので、倒れる時に頭を打ってしまうのです。脳の打撲はアルツハイマー病を誘因する危険因子です。

次は精神的な障害です。よく高齢者が何かのショックを受けるような時に急にボケたようになることがあります。昔から強いストレスは脳に悪い影響を与えるらしいということは知られていました。

子供などでも両親の不和、学校でのいじめ、転校などがあると勉強ができなくなることが

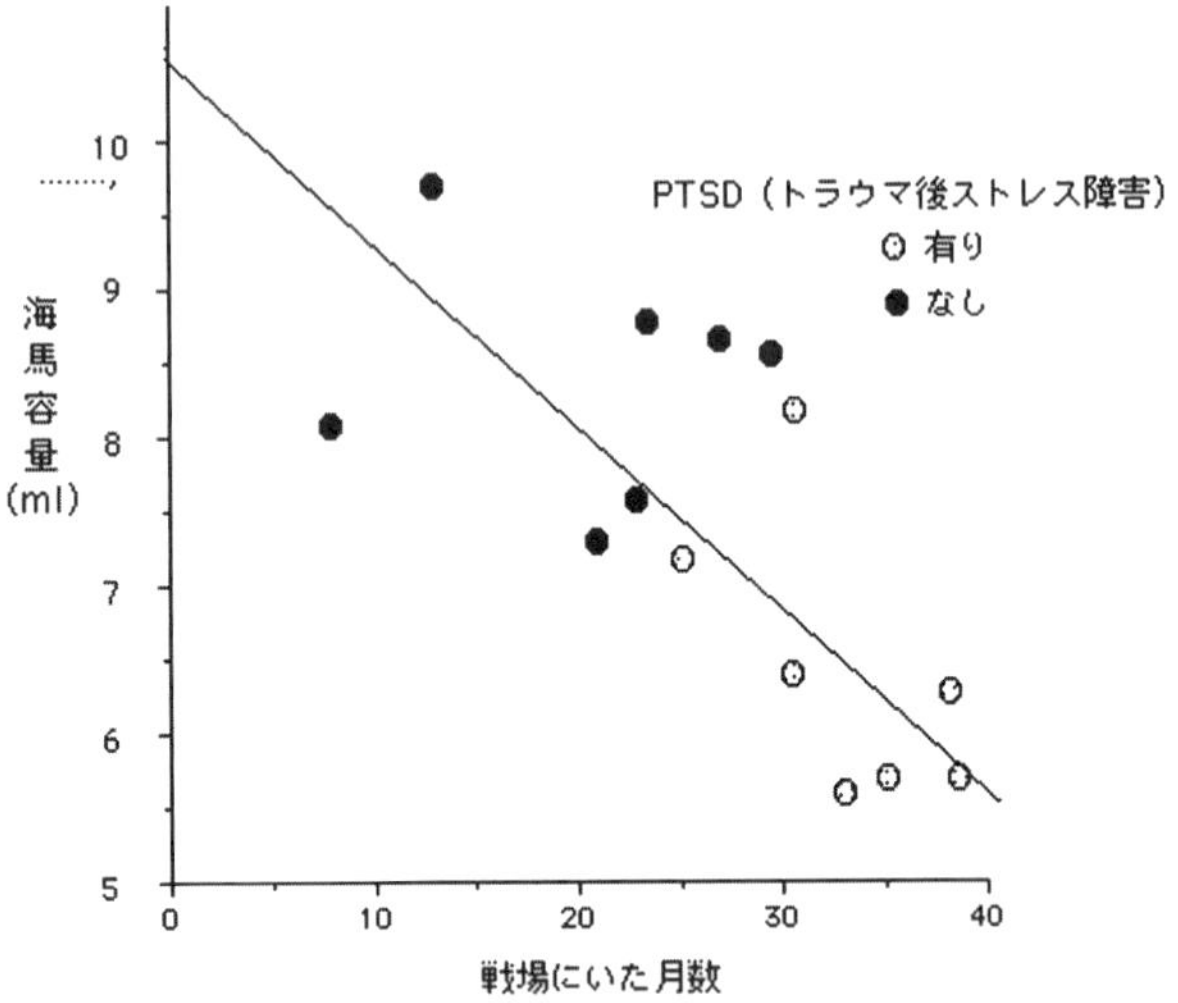

ベトナム帰還兵の海馬容量

J.Bremnerらら、Am.J.Psychiatry 152;973,1995

図5－3

あります。やはりストレスが原因です。それは子供の場合に勉強ができないだけでなく、喘息とかアレルギーの発作を悪くすることが多く見られるからです。

　前にも述べましたがストレスになると副腎皮質からコルチゾルというホルモンが出ます。これは普通ではフィードバックといって、ある程度出ると、視床下部や下垂体に作用して放出ホルモンの分泌を抑制し、結果的にコルチゾルの分泌が抑えられるのです。ところが強度のストレスが長く続くと脳細胞にコルチゾルが結合し、その機能を抑えることが分かってきました。

実際、学生にコルチゾルを飲ませてから何かを記憶させ、その結果を調べると長期記憶が損われていることが分かります。つまり記憶の細胞の機能が抑制されるのです。さらにこれが続くと脳細胞は死滅してしまいます。

このことが分かったのはベトナム戦争の帰還兵のトラウマからです。ベトナム戦争は8年続き、5万8千人が死んだのですが、帰還した人の中からPTSD（心的外傷後ストレス障害）により日常生活がうまく営めない人が出てきました。

朝、皆で食事をしている時に外を排気音を出して自動車が走ると、「敵が来た！」と叫び、テーブルの下にもぐって、動けなくなります。米国のエール大学の精神科のブレムナー教授が調べると、たとえば海馬の大きさは前線に1年いると2割くらい小さくなり、2年で4割くらい小さくなり、3年もいると半分くらいになってしまうのです。この原因を調べると血中のコルチゾルが多くなり、これが海馬の細胞と結合してこれを障害していることが分かりました。つまりストレスが続くとコルチゾルが脳細胞を死滅させるのです。

（5） 認知症

4　脳細胞の増加で認知症は予防できるの？

今まで人間の脳細胞のように多くの突起を出している細胞が分裂して増殖するなどとは考えられませんでした。そこで神経細胞は胎内にいる早い時期には分裂しますが、それ以後は増えないとされてきました。現在では最後の分裂は胎生7ヵ月頃とされます。

では生後なぜ私たちは話せたり、字が書けたり、ピアノが弾けるようになるかといえば、突起が伸びていろいろなところの細胞につながるからだとされます。実際、生後すぐの脳の細胞はそれほど長くない突起をもっていますが、2年くらいするとまるで突起がジャングルのようにいろいろいろな細胞につながってきます。

今まで人間の脳細胞は年をとると減るばかりで、増えるなどということはないとされました。1990年代の後半に米国に留学中だったスウェーデンのエリクソンという学者は偶然、56歳から72歳までのガン末期の患者でも海馬という部分の細胞が分裂、増殖していることを突き止めました。これはできあがった細胞が増えるのでなく、前駆細胞とも言える幹細胞が増えるのです。最近有名になった万能幹細胞は脳にもあり、これはいつも脳細胞を作っているのです。

（5）　認知症

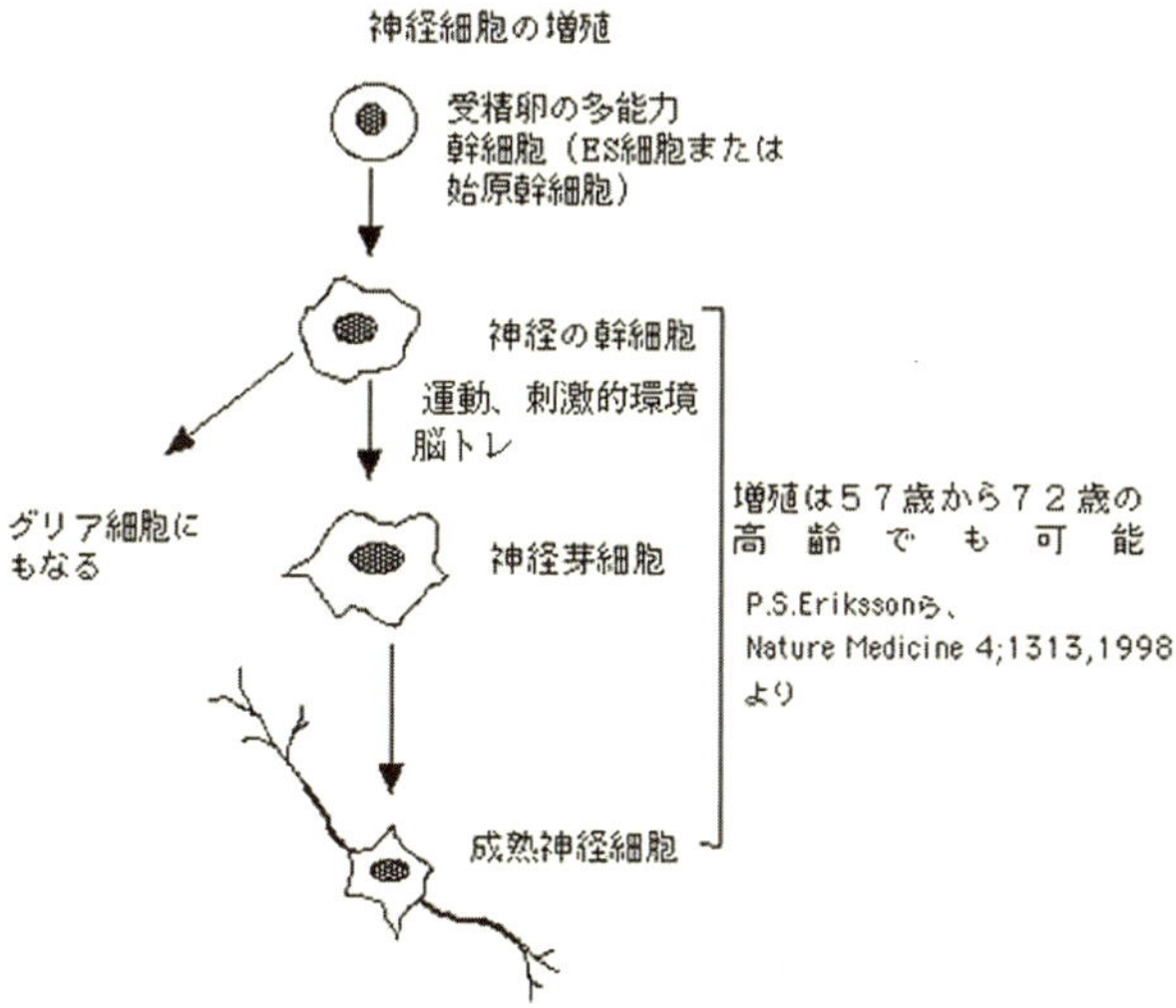

図５－４

海馬は記憶の入り口です。電話をかけるときに番号を一時的に覚えている記憶、つまり短期記憶が入る場所です。この一時的な記憶は電話をかければ忘れますが、自分の家の電話番号は覚えています。それは番号が長期記憶になっているからです。この短期記憶を長期記憶にする場所が海馬です。

海馬は年とともに衰えやすいので、私たちは昔のこと（長期記憶になっている記憶）は覚えていても、最近の出来事、昨日あった人の名前などは思い出せないことが多いのです。これは海馬が衰えているからです。また固有名詞も海馬により長期記憶になります。固有名詞が「あれ」、「それ」というような言葉に代わるのは海馬の機能が衰えているからです。

海馬は脳の左右の奥の方にある小さな部位ですが、記憶を長期に変えて、脳のいろいろなところに送り蓄えさせるということをしているのですから、実に重要な役割を演ずる場所です。

海馬以外にも脳細胞が増えるかは大問題になっています。実は脳内には脳室と言って、脳内の液体が入っている場所があるのですが、その周囲、つまり脳室周囲上衣下というところに前駆細胞があるということも分かってきました。しかし、海馬の細胞と異なり、ここの細胞は他の場所に移って行かない、つまり役に立たない細胞だとされました。普通では前頭前野などの細胞は増えないのですが、脳梗塞などで神経細胞が死滅すると、そこに上衣下から新しい神経細胞が移動してきて増えるということが見出され、これも議論になっています。つまり脳細胞は年をとっても増えているのです。

医学の進歩は多くの人の苦しみを除き、希望をもたせました。しかし、脳細胞が70歳、いや80歳を超えても増えるというこの発見は私たちに大きな希望を与えてくれると思います。

5 脳細胞はどうしたら増やせるの？

脳細胞が年をとっても増えるということも大事ですが、もう一つ神経のつながり、突起のつながりは年をとっても減らないだけでなく、つながりの機能は脳を使うことで維持され、老化しにくいということも分かってきました。高齢になっても衰えない神経のつながりは、言葉の使い方とか人間関係のまとめ方のような経験が重要な機能だということも分かっています。

当然のことながら脳細胞が増えるようなことをしなければ、認知症になりやすいのです。脳細胞は70、80を過ぎても増えるということが分かってきましたが、生活の仕方でもっと細胞の分裂を増やす方法はあるのでしょうか。実は次に述べるような、運動、刺激ある環境、楽しく頭を使うというのが細胞をもっと増やす方法なのです。つまり脳細胞は減る一方だということはないのだ、年をとっても増やすことができるのだということは私たちに大きな希望を与えるのです。

海馬の細胞が増えるということが分かると、それをどのようにしたらもっと増やすことができるかが問題になります。

まず体を動かすことが大事です。これは運動して筋肉を鍛え、強くしようというのではありません。また反応を速くしてテニスのボールを打つというような訓練ではなく、記憶の細胞を増やそうというのですから、動かすということが大事です。とくに指を動かすことが脳細胞を増やすことになります。

過日テレビで瀬戸内寂聴さんが「ピアニストでもボケている人はいっぱいいます」と言っていました。その通りです。しかし、医学は統計の問題だということを理解してください。「これをすれば健康によい」という話は、そのことをすれば10人のうち7人にとってよいということです。3人には効果はない可能性があるのです。喫煙などはからだに悪いと思いますが、これも10人のうちの8人に悪いということで2人の人にはなんでもないということがあります。酒やタバコを飲み続けていて、100歳近くまで元気にしていた人がいるなどというのもこの理屈のためです。

もし、ある健康法を行っていて、他人から「あの人は指を動かしたり、散歩をよくしていたが、最近亡くなった」などという話を聞いて、「それなら馬鹿らしいから歩くことなど止めよう」などといって、健康法を止めたら、この世に信ずるべき健康法などなくなります。このことを覚えておいていただきたいと思います。

（5） 認知症

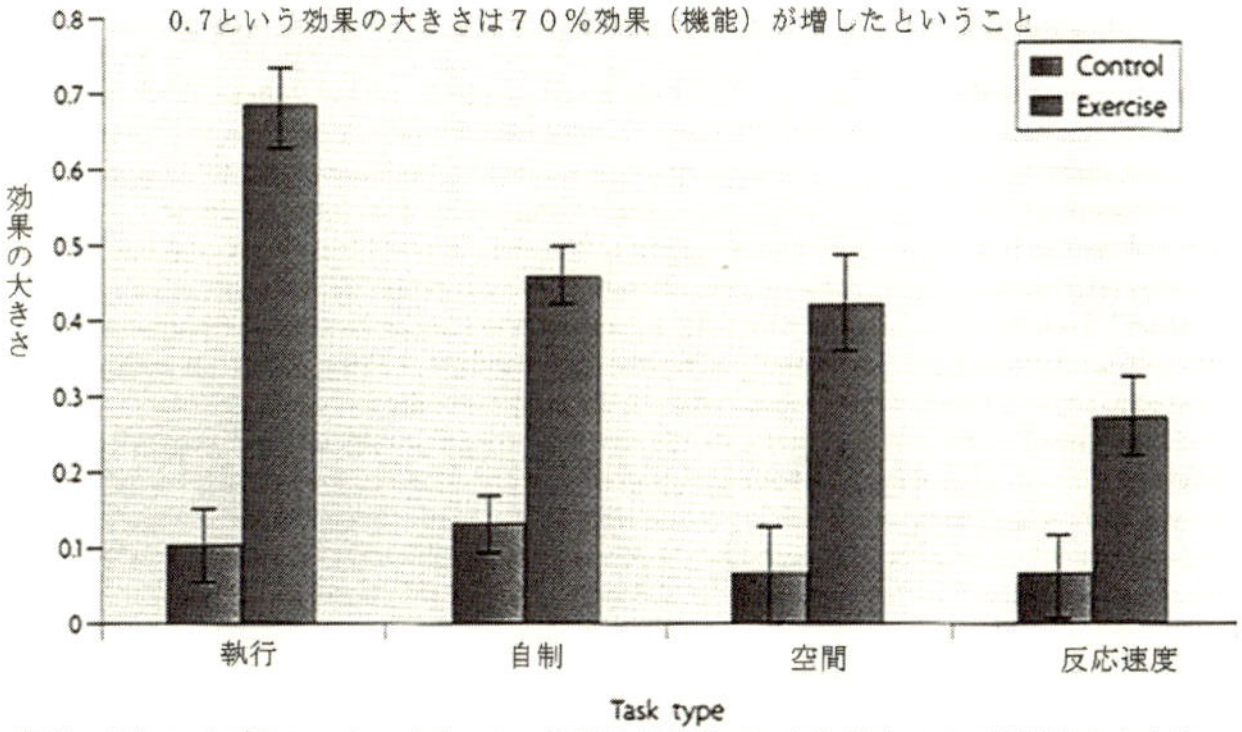

運動の認知に及ぼすのメタアナリシス；運動は高齢者でほとんどすべての脳機能を高める。これは正常の老人だけでなく、初期のアルツハイマー病の患者でも診られる。

執行能力（esecutive ability、圭角、作業記憶、不安定なものいへの対応）ではとくに運動の効果が高い。この機能は前頭前野の機能であり、これは加齢とともに衰える

図５－５　運動の効果

また年寄りが縫いもの、編みもの、草むしりなどをしていたら決して止めさせてはいけないのです。周囲の人からは大変そうに見えても、本人はからだ、指を動かすことで気分がよくなっていることもあるのです。

運動としては歩くなどというのも非常に脳には効果的です。田舎にいると近くのスーパーに行くのにも車を使いますが、東京などでは駐車場がない、渋滞するということで公共の乗り物、とくに地下鉄を利用することが多くなります。地下鉄の場合には駅と駅の乗り換えにかなりの距離を歩くので、運動には非常に効果的です。とくに寒い冬、暑い夏などは空調も効いているので、この運動法をお勧めします。

6　脳細胞はどうしたら増やせるの？（続）

次は刺激ある環境で生活するということです。高齢の動物を遊び道具の多い場所で生活させると海馬の細胞が増えることが知られています。人間の場合でも「引きこもりはボケの始まり」などと言われ、一人になって部屋に閉じこもると脳細胞は減るのです。特に男性の場合には定年後になると外に出たがらない人が多いのです。現職中には会社と家の往復、さらに会社の近くの飲み屋とか接待でバーに行くというような生活ですから、住んでいる場所に地縁がありません。一方奥さんの方はＰＴＡの付き合いとか趣味の付き合いで仲間を多く作っています。定年後に奥さんは外に出て行くのに男性は家にいてテレビなどを見ているということが多いのが普通です。ぜひいろいろな人と何か楽しいこと、趣味でも勉強でもよいのですが、一人にならないようにすることが脳細胞を増やすコツです。

最近キレル高齢者のことが話題になっています。駅員にどなる、気に食わないといって看護師を殴る、道にいる若者に意味もなくお説教をするというような人たちです。非常に怒りっぽいという男性と奥さんがテレビに出てきました。ご主人は定年後何もすることがないので、朝新聞をもってコーヒーショップで丁寧にそれを読み、終わると町に出てお説教をする

（5） 認知症

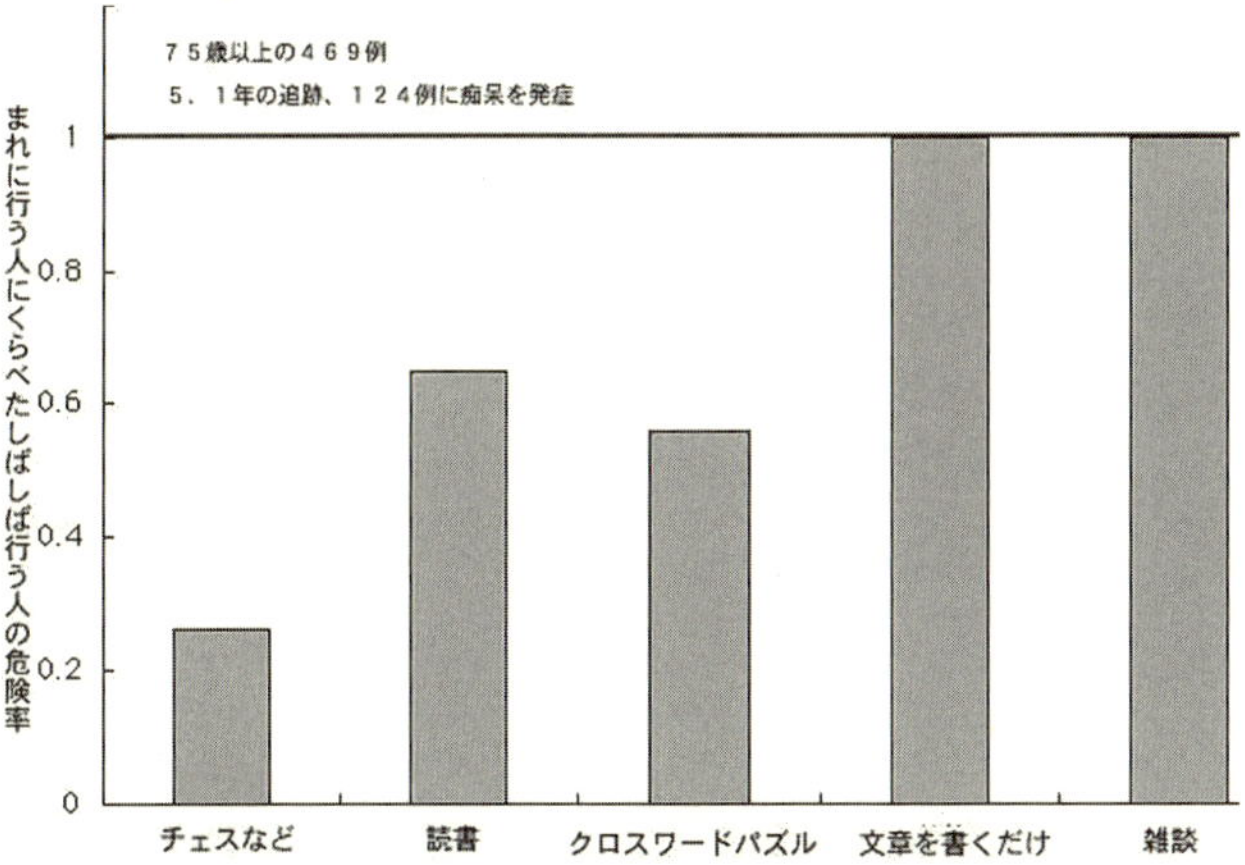

知的活動と痴呆誘発の関係

Einstein大学加齢研究グループ

Verghese, Jら NEJM348;2508,2003

図５－６

という具合です。一方奥さんは仲間と合唱やダンスなどで十分に楽しんでいるということでした。まさに典型的な定年後のサラリーマンの姿のように思えました。ぜひ、独りにならない、仲間と何かをするということを気にかけてください。

第三は楽しく頭を使うということです。最近では脳トレが非常に流行です。もちろん脳トレもよいのですが、米国ではどのような生活をしている人がボケにくいかという研究もされています。

もっとも効果的なのがチェス、日本でいえば囲碁将棋です。次がトランプ、日本でいえばマージャンでしょうか。またクロスワードパズルなども効果的です。つまり問題を楽しんで解くことが大事という例です。囲碁将棋、マージャンがよいという中に、これらの趣味が一人でやるのでなく、他人とやるということの効果が入っていることにも注意してください。

脳トレも嫌々やるのでは効果がありません。定年後にいろいろ講習会に出席する人は多いのですが、なかなか続かないようです。これは楽しくないからです。ぜひ楽しく頭を使うということに時間を使っていただきたいと思います。

一方、脳細胞を減らす異常にうつ病があります。うつ病については別の項目で話そうと思っています。うつは明るいところに出る、からだを動かすということでよくなったりします。つまり日の光を浴びて歩くというのはこのような面からも脳を守るのです。また部屋の中に閉じこもるのがよくないということも精神の安定という面からとらえることもできます。

頭を使うといっても嫌々やるのでは意味がありません。何かの目的を探しだし、ものを覚える、たとえば旅行に行く先の歴史とかの本を読むなどもよい頭の使い方だと思います。とにかく意欲をもたせるような頭の使い方が大事です。

7 栄養は認知症に関係するの？

以前、禅宗の僧侶の集まりで講演しました。その後有名な老師の侍者をしていた方が話されました。釈尊は生き物はできるだけ殺してはならぬ、と言われたので、老師はこれを守り、決して肉などをお食べにならなかったのです。

この老師も83歳くらいで車椅子になり、85歳を過ぎると認知症になられました。侍者が、肉のスープを作って、老師を後ろから抱き起こし、スプーンを口までもっていき、「あなたは宇宙の本質を体得された方だ。ぜひ長く生きられて、私たちを導いてください」とお願いしたのですが、どうしても飲まれなかったと言われました。

私は「なんと惜しいことだ。このような優れた人だけでなく、ボケずに健康で長生きをすることは私たち一人ひとりに課された義務ではないか」と思いました。

昭和10年代の日本の男性の平均余命は48歳、女性は50歳で、昭和22年では男性の余命が50歳、女性は52歳でした。平成19年の場合、男性の平均余命が79歳、女性は86歳です。この長寿を可能にした二つの要因は栄養と衛生がよくなったということなのです。実際平均余命の増加は動物性タンパク質の摂取量、あるいは脂肪の摂取量とともに直線的に増加しているの

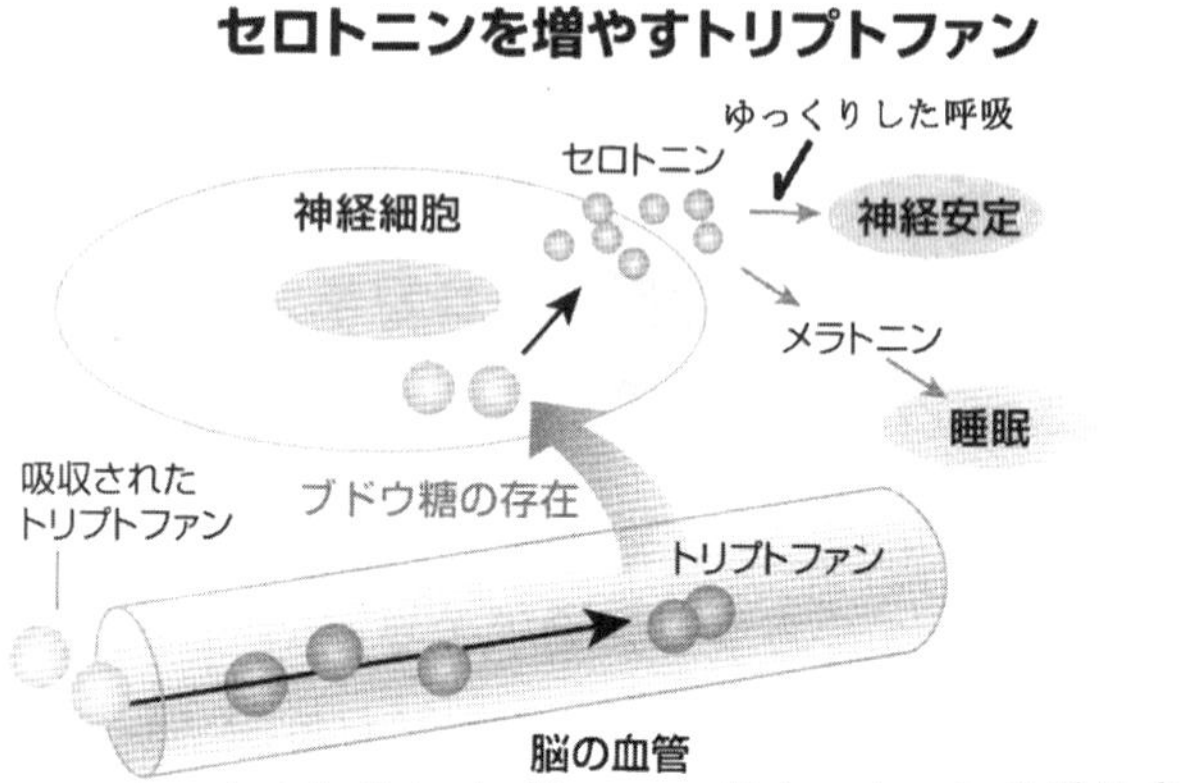

肉に含まれるトリプトファンはセロトニンを増やす

図５－７

です。

もう一つは脳の栄養の問題です。私たちの脳の大きさは１４００グラムくらいです。

しかし、それは体重の２％くらいに過ぎないのです。この２％の脳が私たちの食べる全栄養、カロリーなどの24％を使っているのです。このような栄養素を与えなければ、脳の機能は障害され、老化も進むのです。つまり私たちは脳の栄養を考えないで生活できないのです。

たとえば脳を損い、認知症を引き起こすうつ病や不安神経症になると脳内のセロトニン、あるいはノルアドレナリン、ドーパミンを増やすとされる薬を投与されます。しかし、これらは必須アミノ酸（自分で作ることができない）トリプトファン、フェニルアラニン、チロシンなどからでき、食べ物としてこれらを摂らなければ脳内のこれらの物質の量を維持できないのです。

さらに重要なコレステロールは生活習慣病の元になる食品とされ、摂取の制限が勧められてきました。ところが高齢者の健康、とくに脳の健康にはコレステロール摂取が欠かせないことが分かってきたのです。さらにコレステロールを多くとる人は脳梗塞になりにくいということが欧米の研究でも東京都老人研の研究でも示されています。

肉や卵に多く含まれるコレステロールの摂取が減るとうつ病になる人が増え、自殺者も増えます。また高齢者の認知症も増えるのです。コレステロールには精神を安定させる作用があるのですが、同時に老人斑の成分であるβアミロイドの生成を抑える作用もあるのです。つまり高齢者の脳を機能させるためには肉の成分が必要なのです。

もちろん、生き物を殺してはならぬという釈尊の教えは尊いのですが、日本人の半分以上は釈尊が亡くなられた年より長生きになっているのです。つまり今のように長生きになり、しかもボケないで元気に生きるためには、感謝しながら肉などを食べることは必要なのです。

8　脳の使い方で認知症を防げる？

脳を活性化し、ボケないようにするにはどのようにしたらよいか、あるいはどのような人がボケないかということは最近のもっとも注目されている研究課題です。

特に、老人斑があり、軽度から中等の認知症だと死後の解剖で分かった人の40％くらいが、生きている時に認知症の症状を示していなかったということは、脳は使い方によって、少しの異常を補ってゆける仕組みをもっていることを示しています。

まず教育についてです。教育程度が高い人と低い人を比較すると、教育程度の高い人の認知症の危険は0・53です。次は仕事です。仕事に生きがいがある、あるいは職業上の地位が高いというような人はそうでない人にくらべて認知症の危険が0・56でした。生前の知能指数が高い人は当然認知症になりにくいのです。その危険率は0・58でした。次は趣味です。チェスなどの知的刺激のある趣味をもっている人の危険率は0・58です。

では運動はどうでしょうか。もっとも効果的なものはダンスで、危険率は0・24でした。家事は意外によくて、危険率が0・88です。散歩は勧められます。危険率は0・67です。水泳は0・71で効果があります。ところがそれ以外の激しい肉体運動はかならずしも効果がな

（5） 認知症

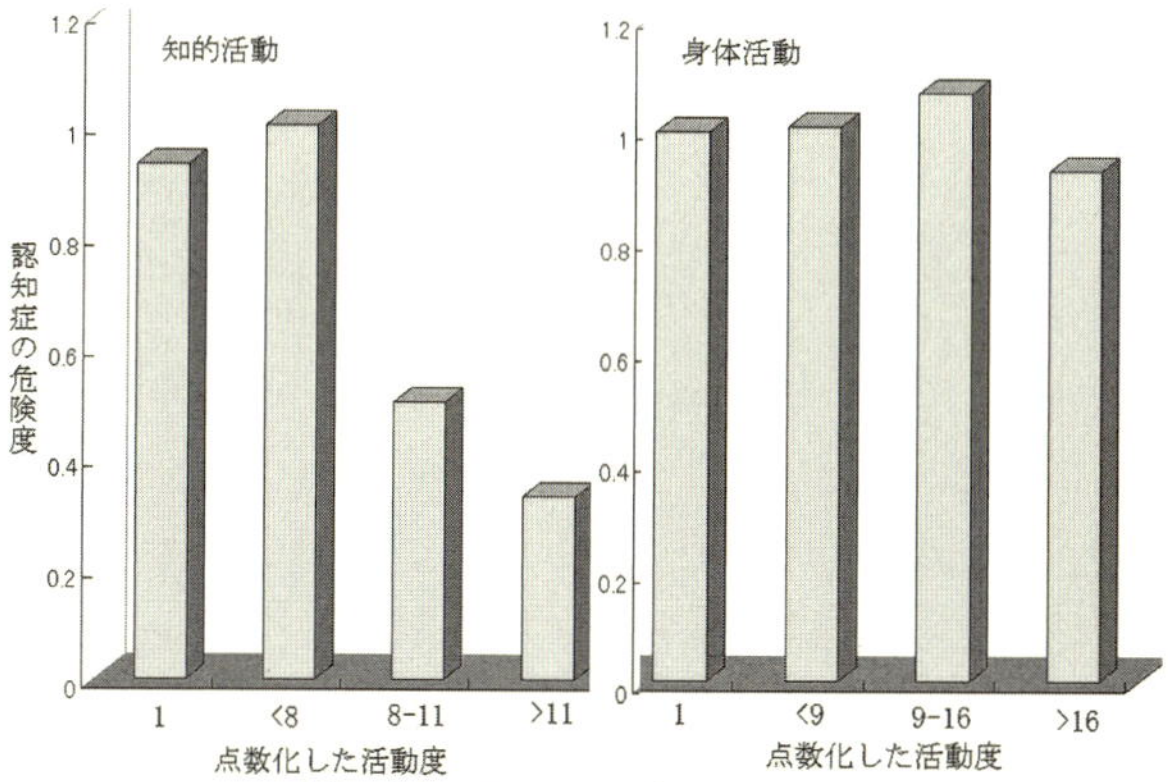

活動の強さと認知症の危険度との関係
知的活動の強化は認知症を防ぐが、運動を激しくすれば認知症を防げるわけではない
Verghese,J. et al. NEJM 348;2508,2003

図５－８　認知症の危険度

かったのです。登山などは危険は1・55、つまり55%の危険の増加です。チームでやるスポーツ、サッカーと野球ですが、これはほとんど効果がありませんでした。自転車にのるサイクリングはむしろ2・09の危険でした。

　実は激しい運動は酸素を使うことになります。活性酸素を増やし、体の細胞は酸化されることになります。細胞の酸化は老化です。このために、若い時に激しい運動をしすぎた人は、意外に長生きではないのです。まして、高齢になった場合には激しい運動はむしろ逆効果です。歩くなどというくらいの運動がよいのです。

　このようなことから、いろいろな知的活動を組み合わせ、その活動度が高い人は認知症になりにくいかどうかが調べられました。すると、図5―8に示したように、知的活動度の高い人ほど認知症になりにくいのです。

一方、運動の方にはこのような相加作用はまったくありません。運動のしすぎは頭にとってもよくないということです。ここを誤解されないようにお願いします。特に高齢になると関節が傷むようになります。すると関節炎とか筋肉痛などで、かえって動けなくなり、それが脳の機能を低下させることにもなります。

高齢者はさまざまなことで頭を使いましょう。しかし、前にも述べたように楽しく頭を使うことが大事です。いやいや本を読んでも意味はありません。さらにチェスやダンスなどは他人といっしょに楽しむという意味もあります。ですから、仲間と楽しく頭を使うということがもっとも認知症の予防になるということを覚えていただきたいと思います。

（6）うつ病

1　うつ病ってどんな病気？

うつ病とはどのような病気、あるいは異常かということを理解することが、うつにならないために大切なことです。

うつ病を簡単に定義すれば、自分が自分に愛されたくて、しかも愛されない苦しみによる病ともいえます。

私たちは愛を知っています。ですから愛を失う、愛されないことの苦しみを知っているのです。愛されなければ、絶望します。うつ病は愛と絶望に関する心の仕組みが生んだものです。

私たちは愛することも愛されることも自由にできると考えています。ただ機会が与えられない、求めて得られない場合があると考えています。しかし、うつ病の不思議さは、愛を失うことによりうつが起こるのに、うつになると愛を与えることも受け取ることも出来なくなる、そのような能力を失ってしまうことです。その結果、強い孤独感を持ちます。人間は一人ぼっちだという、見方によれば当たり前の事実を身に沁みて感じるのがうつ病です。

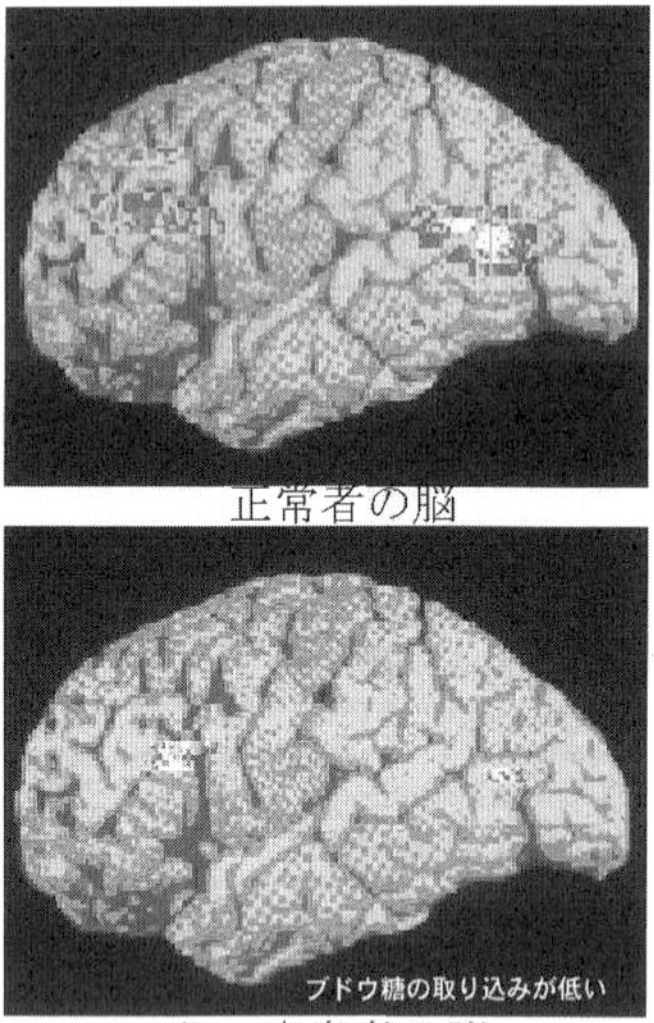

うつ病患者の脳
Greenfield ,S. Brain Story
Dorling Kindersley Publishers, Inc. N.Y. 2001

図6－1

つまり、うつ病を予防し、うつを癒すのは愛です。愛し、愛される力を回復させてくれるのが、うつ病の治療で、そこに薬物も作用するでしょうし、心理療法も作用します。愛が回復すれば、うつは治るのです。さまざまな形の愛、自分に対する愛、他人に対する愛、時に仕事や神への愛が、生きる力を生み出し、生きる目的を与えるのです。うつ病はこれらの力、目的を奪ってしまいます。

うつになれば、やることの意味がなくなり、感情の価値もなくなり、当然愛がなくなります。その結果無意味という感覚だけが残るのです。現在うつ病の症状としてもっとも多いのが「何もする気がしない」という症状と、「自分などだめだ」という自責の思いです。自分を愛しているはずなのに、なぜ自分を責めるのでしょうか。

このような苦しみに満ちている人生でも、自分で生きる目的を見出し、自分で自分を愛する方法を覚え、他人を愛する心をもつように生きる努力をします。うつ的になると、この努力が困難になります。苦しみに押しつぶされるようになります。そこから逃れるためにさまざまな薬が開発され、使用が勧められます。しかし、私たちが心をもつ以上、いつまでも薬で苦しみから逃れているわけにも行かないのです。いずれは、私たちの心の力で生きる意味を見出し、愛する方法を取り戻し、無意味な気持ちを一掃する必要があるのです。これがうつにならない方法ですし、うつ病治療の目指すところなのです。

では、うつ病は精神医学ではどのように分類されているのでしょうか。

うつ病は気分障害という異常に分類されます。つまり感情、気分が損なわれるという病気だとされるのです。気分障害にはうつ病性障害、双極性障害、体の異常による障害とか薬による障害などがあります。ここで問題にしているのはうつ病性障害です。これからはこの異常をうつ病と呼びます。

2　どんな症状を出すの？

うつ病には大うつ病（重度うつ病）と軽度うつ病があります。大うつ病の場合には入院など医師の監視と治療が必要なので、この本で取り上げるのは適切ではないでしょう。その最大の危険は自殺です。

しかし、うつ病の診断は難しいのです。簡単な例を挙げてみましょう。

過日、NHKの番組でキレる中高年ということが取り上げられました。最近、中高年の人がささいなことでいらいらし、時に他人に対して暴力的になることが多くなったということが中心の番組でした。その中で取り上げられた女性は、ちょっとしたことでイライラし、ものを壊したり、子どもをぶったりすると言っていました。医師の診断は思いがけず、うつ病ということでした。さらにテレビは最近、うつ病の症状が変わってきて、キレやすいという症状をもつ人が多くなったと述べていました。

しかし、この人がうつ病だとどうして診断できるのでしょうか。現在うつ病の診断は自覚症状と他覚、つまり他人が気づく症状が主で、脳波、磁気共鳴（機能的磁気共鳴画像）、脳の化学などでは確定的に診断できないというのが常識です。そうなると、この人がうつ病であるという診断は、医師が「うつ病だ」と判断したというのに過ぎないのです。

また、あなたが眠れなくなる、あるいは元気が出ない、やる気がしないというような場合に、医師やカウンセラーに「私はうつ病でしょうか」と問うことになるでしょう。また家族にこのような症状を訴える人がいる時も、「妻はうつ病でしょうか」とたずねると思います。

しかし、うつ病は血液検査で分かるような病気とは違うのです。今述べたように、MRIやPET（陽電子放射断層撮影画像）でうつ病かどうかを知ろうという動きもあります。しかし、これも確実ではないのです。ただ脳の活動が低下しているということが分かるだけです。うつ病については、自分の内側の声に耳を傾け、自分の感情を総合的に判断して決める以外には診断の方法はないのです。つまりうつ病は主観的な病であり、その意味では心の病だといってもよいのです。

精神医学の診断と治療のバイブルとされる「精神疾患の分類と診断の手引き：DSV－IV」を読むと、「以下の症状のうち5つ（またはそれ以上）が同じ2週間の間に存在し、病前の機能から変化を起こしている：これらの症状のうち少なくとも1つは、（1）抑うつ気分または（2）興味または喜びの喪失である」と書いてあります。

普通の常識をもった人にもなかなか意味が理解できない言葉が並んでいます。「病前の機能から変化を起こしている」というのは、このような状態になる前にはこのようなことはなかったという意味です。

ではその症状は何かというと、一例をあげれば、（1）その人の言葉（例えば、悲しみまたは、空虚感を感ずる）か、他者の観察（例えば涙を流しているように見える）によって示

1．抑うつ（精神的な苦痛）
・ゆううつである
・過去や将来にとらわれて暗くなる
・朝の気分が悪い（日内変動）
・イライラする、あせる、いたたまれなくなる（焦慮、焦燥感）
・感情が抑えられない、または、感情がわいてこない（感情認識障害）
・自殺しようとする（自殺企図）

2．精神運動抑制（精神運動制止）
・考えがまとまらない
・何かをしようという気になれない（無気力）
・仕事や家事に集中できない（集中力低下）
・誰とも会いたくない
・動くことがつらく感じる、家に閉じこもる、1日中寝ている

3．思考と認知のゆがみ
・何でも自分が悪い、または、他人からそう思われていると感じる（自己関連づけ、自責の念）
・自分の能力が劣っていると思う、劣等感が強い（極端に低い自己評価）
・悪いことの責任はすべて自分にあると思いこむ（罪業妄想）
・悪い病気にかかっていると思いこむ（心気妄想）

4．身体症状
・朝早く目がさめる（早朝覚醒）、途中で目がさめる（中途覚醒）、寝つけない（入眠困難）、眠りが浅いなどの「睡眠障害」
・疲れがとれない、疲労感が続く、体がだるい
・食欲や性欲が低下する、体重減少がある
・全く動けず、意識も希薄となる（うつ病性昏迷）

表6－2　うつ病の症状

される、ほとんど一日中、ほとんど毎日の抑うつ気分、あるいは（2）ほとんど毎日の不眠または睡眠過多などという項目が9つ並んでいます。

ここでは典型的な症状を示します（表6―2）。

3　治療法は？

無神という精神構造をもつ日本人はうつ病になりやすく、自殺で自らの命を絶つことも多いのは当然のように思えるのです。

うつの苦しみを味わうと、何とかここから逃れよう、一生このままで、暗い思いとともに生きるなんてやりきれないと思います。あるキリスト教の信者は「うつ病にかかると『自分は価値のない人間だから死んだほうがよい』と信ずるようになる。その観念と闘うためには、他に信ずるものをもつしかない。夕べの祈りをささげると、うつ病の混沌から逃れることが出来る。祈りは本当によくできた儀式だ。一日を過ごしたあと、毎晩同じ祈りをささげる。それを他の人といっしょに唱える。この礼拝のおかげで自分は病気に耐えることができた」と述べています。

もしかしたら、うつはあなたに大いなる存在を意識させるための神仏の与えた手段なのかも知れません。それはうつからの脱却には信仰が大事だということが証明しています。祈り、精神の統一、読経などが自然に心を変え、本当の自分を目覚めさせてくれるのです。

では、うつ病はどのように治療されてきたのでしょうか。

ロシアの作家、アントン・チェーホフは医師でもありました。彼は「桜の園」の中で「もし、ある病気にいろいろな治療法があるとしたら、その病気は治らないということだ」と述べています。うつ病がなぜ治らないかという理由を説明するのに、根拠が説明できない治療法でうつ病が治るという事実があります。これらの治療法は、一見あまりに残忍に見えることから、人道的な治療法を主張する人からは激しい非難があげられています。その一つの治療法はこのような批判はあっても、効果があり、しかもそれほど大きな副作用とか後遺症もないために、世界中で用いられています。それは電気ショック療法、つまり脳に強い電流を流し、それによりうつ病を治そうという治療法です。

もう一つはロボトミーと呼ばれる、脳の前の方にある前頭葉と、それ以外の脳の部分とのつながりを切断してしまおうという手術です。最初にこちらから説明しましょう。

インカの遺跡などから頭蓋骨にいろいろな大きさの穴が開いたものが発見されており、明らかにこれは手術的に頭蓋骨に穴を開けたのだと思われます。いったいなぜこのような手術が行われたのでしょうか。当時は麻酔の技術もなく、さらに感染などの治療法もなかったわけですから、非常に危険な手術と言わざるをえません。さらに、この手術は脳の一部を切除した可能性も示しています。この手術に踏み切るには、それがよほどその人にとって意味があり、何か大変な病気を治す可能性があるのでなければ、できないことだったでしょう。それは何でしょうか。

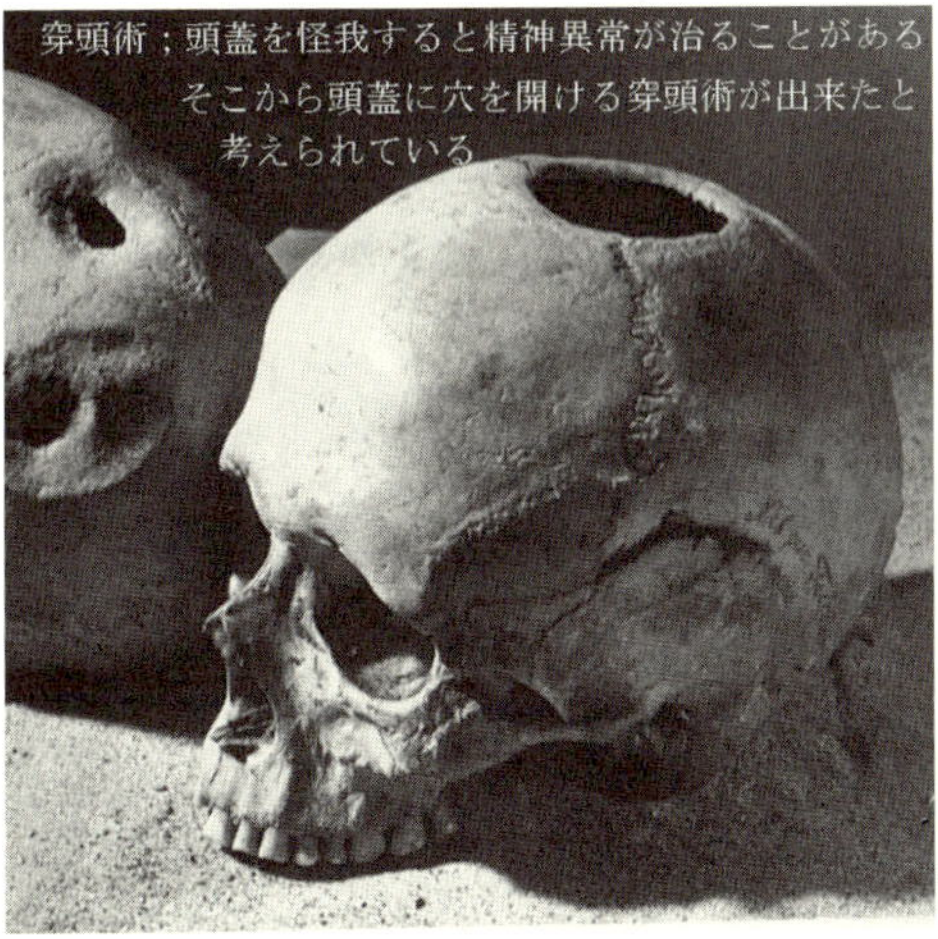
穿頭術；頭蓋を怪我すると精神異常が治ることがある
そこから頭蓋に穴を開ける穿頭術が出来たと
考えられている

図6－3

古代人、未開発地域の人たちにとって、精神に異常を示す患者は悪魔が乗り移ったか、神の罰が下されたかと思われたに違いありません。頭蓋に穴を開けて悪霊を追い出そうとしたのでしょう。そのような時に脳に傷をつけたりすると、その後精神の異常が治って、普通の人のように振る舞うようになったという出来事もあったのです。当然、頭蓋に穴を開ければ悪霊を追い出したという風説が広まったに違いありません。

4 治療法2

1930年代になって、ハンガリーの医師、メドゥナがテンカンのように痙攣《けいれん》の激しい病気の人には統合失調症が少ないということに気づき、何かで痙攣を起こすようにすれば、精神の異常が治るのではないかと考えたのです。彼は樟脳に痙攣を起こす作用があることを知り、これを与えて痙攣を起こすと統合失調症が治ったと報告したのです。

このような痙攣をもっとも簡単に起こすことができるのは電気を脳に与えることです。1938年にローマ大学のグループは犬で何度も実験した後、知恵遅れとされた青年に電気ショックを与え、痙攣を起こしても、その後別に異常がないということを確かめました。そこで、この治療法を多くの精神疾患の人たちに行ったのです。その結果、うつ病の人には時に著効を示すということが分かったのです。

電気ショックでは筋肉が収縮して骨折を起こすことがありますが、現在では筋弛緩剤などで、筋肉収縮を抑えることができるようになり、昔のように骨折をするという場合はなくなりました。

（6） うつ病

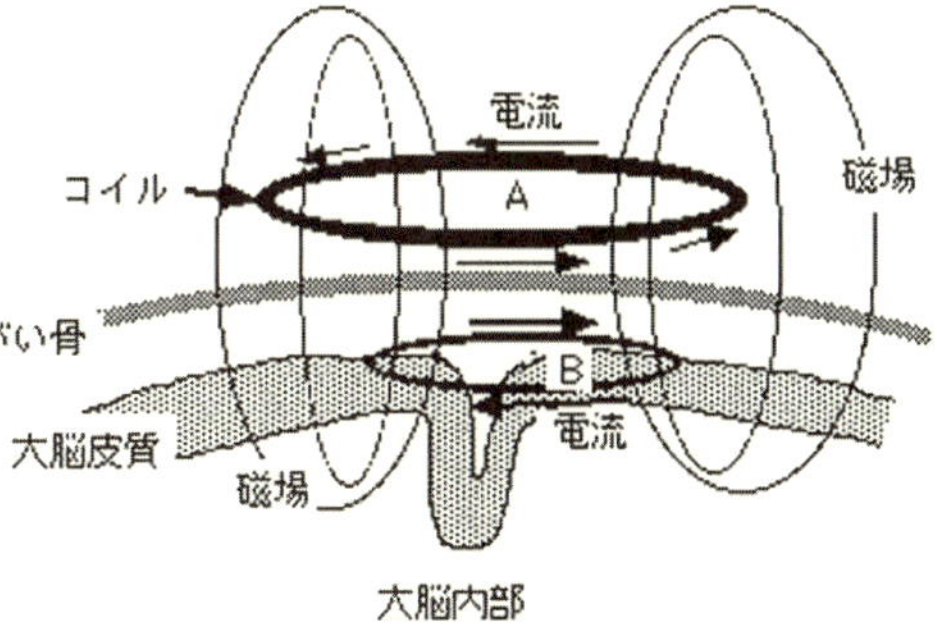

反復性経頭蓋磁場刺激法（rTMS）

コイルAに電流を流すと磁場ができ、これが脳内にBという電流を流す

図６－４－Ｉ

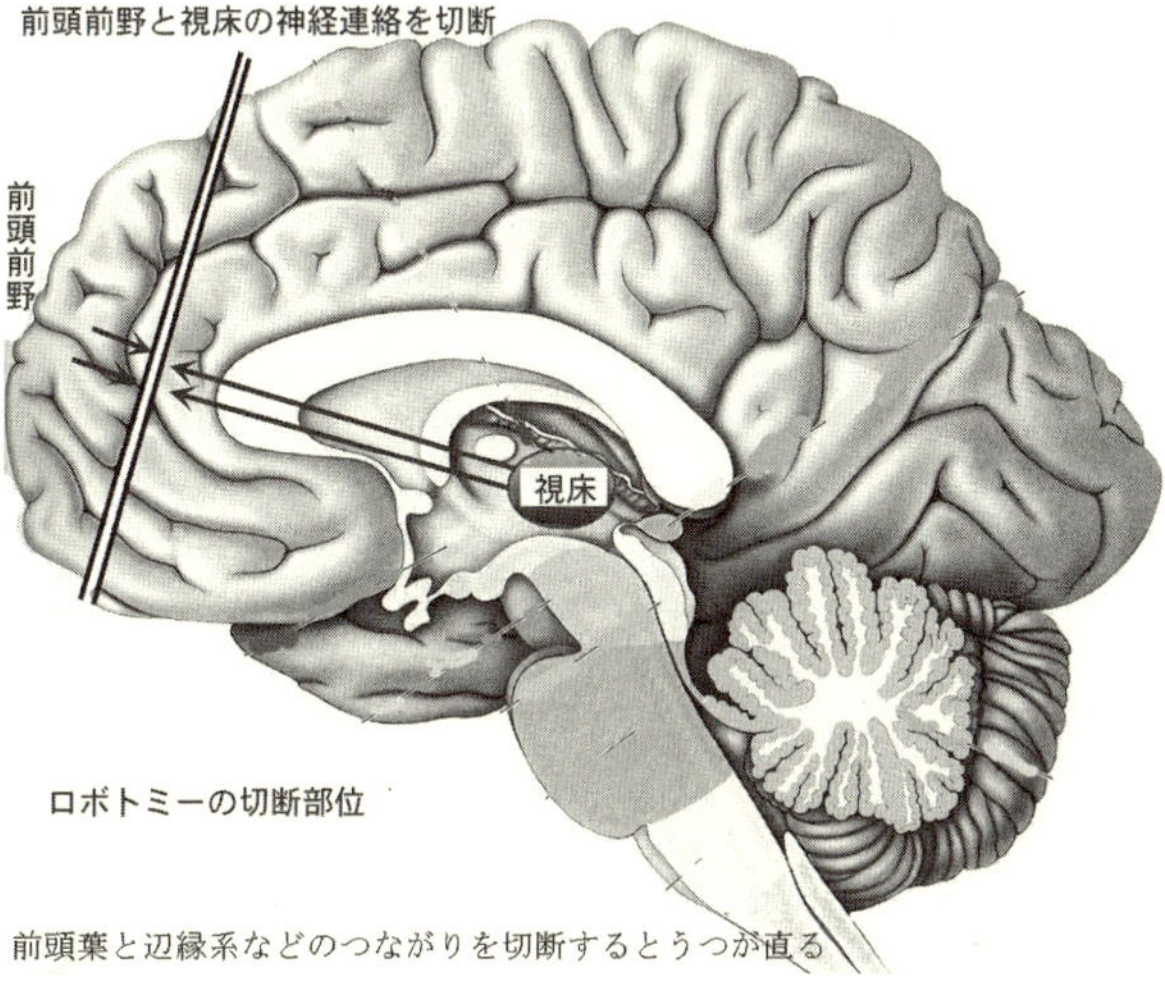

前頭葉と辺縁系などのつながりを切断するとうつが直る

図６－４－２

このような副作用とか一見残酷にも思える電気ショック療法が存在する理由は、その効果です。現在抗うつ剤の効果は50%以下、人によっては、プラシボ（偽薬）と効果があまり違わないという人もいます。それに対して電気ショック療法の効果は75—90%にもなるのです。さらに抗うつ剤が効果を示すのには時間がかかり、1—2ヵ月くらいを要するのに、電気ショックは治療後数日で症状が著しく改善されるという長所があります。

しかし、痙攣は防げても、それ以外に重大な副作用があることが分かってきました。心臓に疾患をもつ人が治療後に心疾患で亡くなる場合も少なくないということと、記憶障害をもたらすということです。Aさんは電気ショック療法を受けたのですが、3ヶ月くらいの間、人生のほとんどの記憶を失ってしまったのです。幸い、その後次第に記憶が回復しはじめ、今では記憶障害に悩むことはないのですが、記憶に異常をきたすという副作用が確かにあります。

第二は経頭蓋磁気刺激法と呼ばれるものです。これは頭蓋の上にループ状のコイルをおき、ここに瞬間的に電流を流すのです。するとオームの法則という仕組みで、脳内に電流が流れます。これを繰り返すのです。特に右の前頭前野に磁場をかけると、右脳が電気刺激されます。磁場の作り方を変えると、流れる電流の量により脳の活動が抑制されることもあります。

そのような磁場を左の前頭前野にかけるとさらに効果があるとされます。

実は右の前頭前野が活動しすぎるとうつの症状を呈します。一方左の前頭前野が活動すると気分が高揚します。左脳の脳梗塞になると、右脳の前頭前野のみが活動するので非常に将来について悲観的になりやすいとされます。一方右脳の脳梗塞になると左脳の前頭前野が活動するので、楽観的に将来を見るようになるともいわれます。

これによるうつ病治療効果は強いものではありません。しかし、多くの研究結果は経頭蓋磁気刺激法が、ある程度の気分をよくする効果があるとしています。

一体、脳に強い電流を流すとなぜ気分が変わり、うつ状態が改善されるのでしょうか。あるいは前頭前野を切断するとなぜうつ病が治り、悩みがなくなるのでしょうか。まだ分かっていないのです。劇的にうつ病が治るという点では電気ショック療法に匹敵するものはありません。

5　薬には何があるの？

皆さんは風邪を引いた時、またはアレルギーに悩む時に抗アレルギー剤を投与されると眠くなるという経験があると思います。抗アレルギー剤のうちで脳内のモノアミンを増やす薬があるということが見つかりました。スイスの精神科医のローランド・クーン博士はこれをうつ病の薬に使い、さらに効果を上げました。患者は最初の数週間はまるで効果を示しませんでした。ところが、その後急に効果を示し、うつ状態は劇的に改善されたのです。この物質は三つの環状構造をもっているので三環系の薬と言われ、その代表がイミプラミン（商品名トフラニール）です。

ここで三環系の抗うつ剤の種類を述べておきましょう。、カッコの中は商品名です。

イミプラミン（トフラニール、イミドール）
クロミプロミン（アナフラニール）
アミトプリチン（トリプタノール）
ノリトリプチン（スルモンナール）
トリミプラミン（アモキサン）
アモキサピン（アモキサン）
ロフェプラミン（アンプリット）
ドレスピン（プロチアデン）
デシプラミン（アモキサン）

この作用機序ですが、シナプスから再度モノアミンがもとの神経末端に取り込まれる時の通路、モノアミン輸送体のふたをしてしまい、モノアミンがもとの神経に取り込まれないようにします。その結果、長い間モノアミンがシナプス間隙に存在し、受容体を刺激するので、気分をよくする効果が増すということになるのです。これを再取り込み阻害剤といいます。

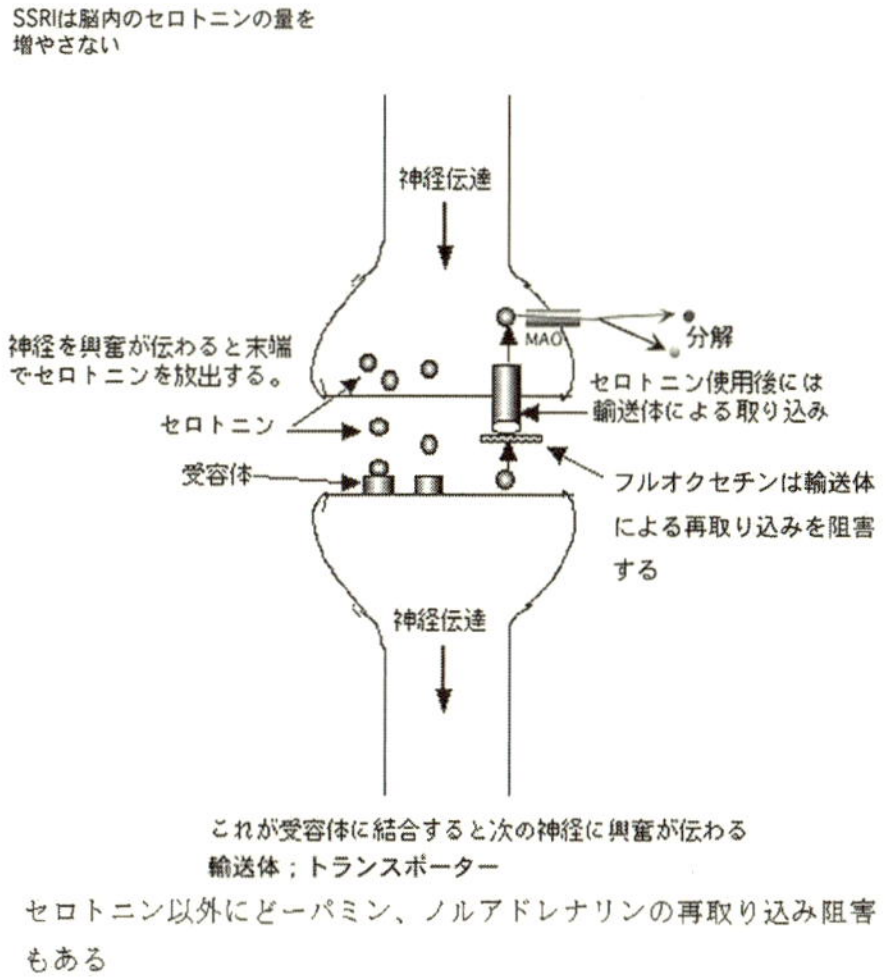

増やさない

神経を興奮が伝わると末端

これが受容体に結合すると次の神経に興奮が伝わる
輸送体；トランスポーター
セロトニン以外にどーパミン、ノルアドレナリンの再取り込み阻害
もある

図6－5

　イミプラミンは非常にうつに効果があったのですが、副作用も強かったのです。イミプラミンはモノアミンの三つの量を増すばかりでなく、アルファアドレナリン神経、ヒスタミン神経、アセチルコリン神経などを阻害するので、発汗、口渇、便秘、時に下痢、低血圧など不快な副作用がありました。

　そこで、これらいろいろな作用がなく、

脳内のセロトニンだけに作用する薬が開発されました。１９８０年代にイーライ・リリー社により発売されたプロザック（化学名：フルオキセチン）です。

これは今までの薬に比べて副作用がないというので、またたく間に抗うつ剤の主役になり、世界中の１千万人以上の人に処方されたのです。プロザックとかイミプラミンはセロトニンなどの量を増やすと言いましたが、じつは有効利用をさせるだけなのです。この輸送体の再取り込みを阻害すればモノアミン（セロトニン）はいつまでもシナプス間隙にいて、受容体を刺激し続けるというのが作用の仕組みです。とくにセロトニンの場合には選択的セロトニン再取り込み阻害剤、ＳＳＲＩと名付けられました。

プロザックの効果が素晴らしいのと、うつに悩む人が多いということから世界中の製薬会社がＳＳＲＩの開発に専念し、いろいろな薬が生まれました。有名なのはパキシルとかルボックスなどです。

6　心理療法って何？

うつ病の治療には脳内の神経伝達物質であるセロトニンなどの量を増やそうということを目的にする薬物療法があります。もし、あなたやあなたの知り合いがうつ病になり医師に診

（6） うつ病

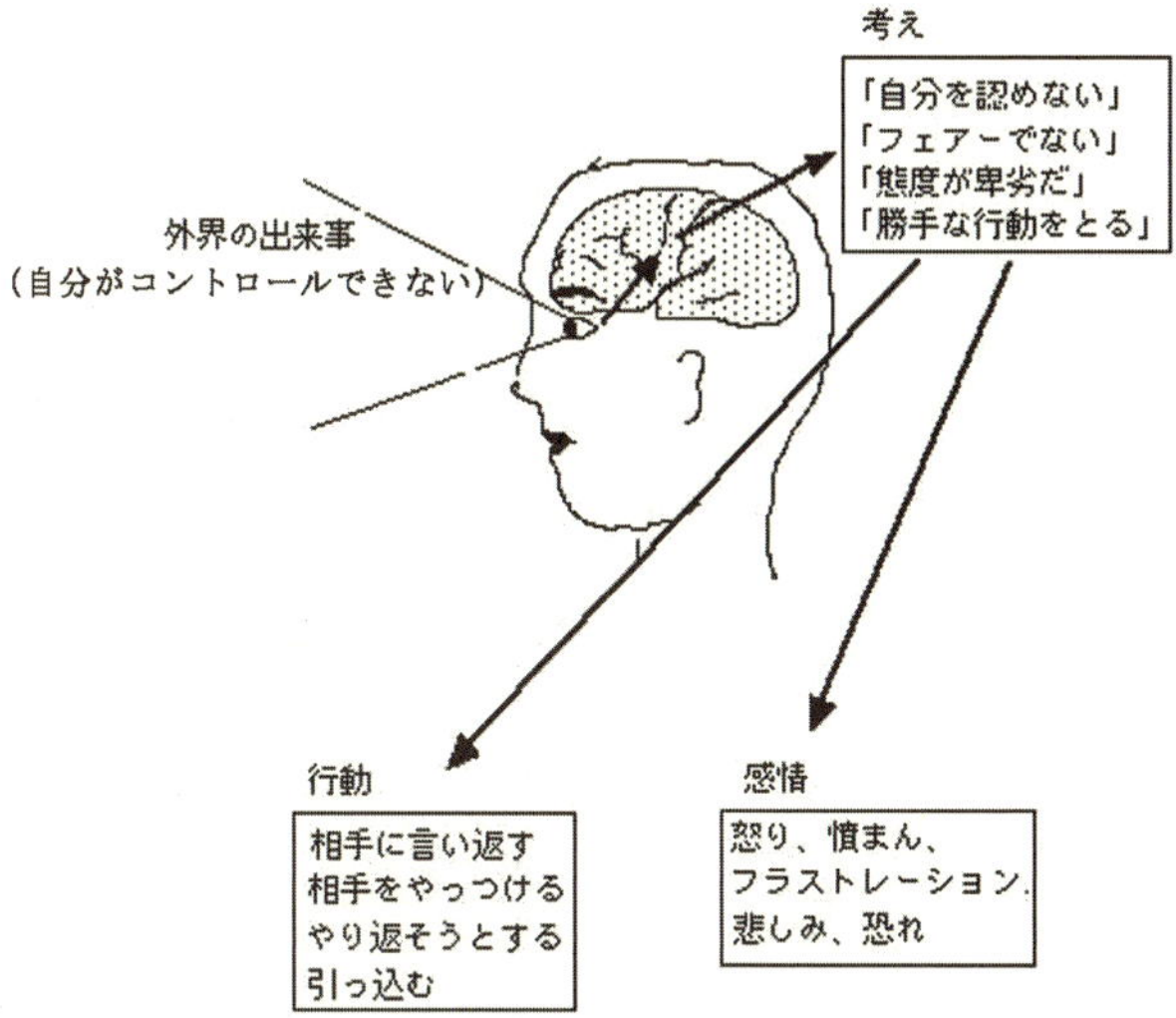

図6－6

察されれば、かならずと言ってよいほど脳内のセロトニンを増やすという薬を処方されます。しかし、この薬で治らない人が非常に多くいます。そのためにうつ病はものの考え方の病ではないかという理論が出されました。

この治療法を開発したのは米国のペンシルベニア大学の精神科の教授であったアーロン・ベック博士です。ベック博士は、心を痛めるような感情、気分は出来事がそのまま感情を生むのではなく、その出来事をどのように解釈するかによっていろいろな感情が生まれるのだとしました。

このように、自分の心を傷つけ、自

分を否定するような考え方を「ゆがめられた考え方」と呼んでいます。彼はこのような考え方による自己否定がうつ病をもたらすのだ、自分を肯定できるようになるなら、気分も変わり、精神状態も改善されると考えました。

ここでゆがめられた考え方を列記しましょう。

(1)白か黒の考えです。あることで失敗すると、それですべてがだめになり、意味がなくなるという考え方です。

(2)単純化＝何かあるとすぐにその出来事がなぜ起きたかの理由をさぐり、実際それが理由かどうか分からないのに、それ基づいて結論を出してしまう考え方です。上司に用があって電話をかけたのに返事がない。それは昨日自分が上司に反論したから、気分を害しているのだ、などと考える考え方です。

(3)知的フィルター＝自分の過去、今起きていることについて、自分に都合が悪そうなことのみを取り上げ、心配したり、自己批判をすることです。

(4)肯定的なことを無視＝これは知的フィルターに似ています。他人の褒め言葉を「あれはお世辞だ。本当は別のことを考えている」などと考えて、何を言われても、うれしいと思わないなどというのはこの典型的な例でしょう。

(5)結論を急ぐ＝自分がちょっとでも失敗したり、約束の時間に遅れたりすると、周囲の人はそれで自分を嫌い、みな自分に悪い感じをもっている。自分は好かれていないと結論づけてしまうことです。

(6)拡大化と矮小化＝自分の能力、周囲の人の能力を正当に評価できず、自分はだめで、周囲の人は自分ができないことができるなどと思う考え方です。

(7)感情の理由づけ＝私たちの感情は外界の出来事、過去の出来事をどのように考えるかできまります。感情は事実ではありません。ところが、感情からそのもとになる事実の是非を判断する考え方です。たとえば、自分はなんとだめな人間なのだ、自分は人に迷惑かけてばかりいると考え、悩んでいる場合に、このような感情をもつ以上、自分は本当にだめなはずだと感情から逆に考え方をつくりだそうとするやり方です。

(8)Ｍｕｓｔの考え＝自分は反省しないで生きるべきだ、しかしいつも反省するから自分はだめだと考える考え方、あるいは他人に対して、自分はこんなに一生懸命にやっているから、自分を認めるべきだとｍｕｓｔを強制する考え方です。

(9)ラベル化＝これはきめつけです。何か失敗したり、恥ずかしい思いをしたような時に、「自分はだめな人間だ」、「自分は何をやっても失敗する落後者だ」と決め付ける考え方です。

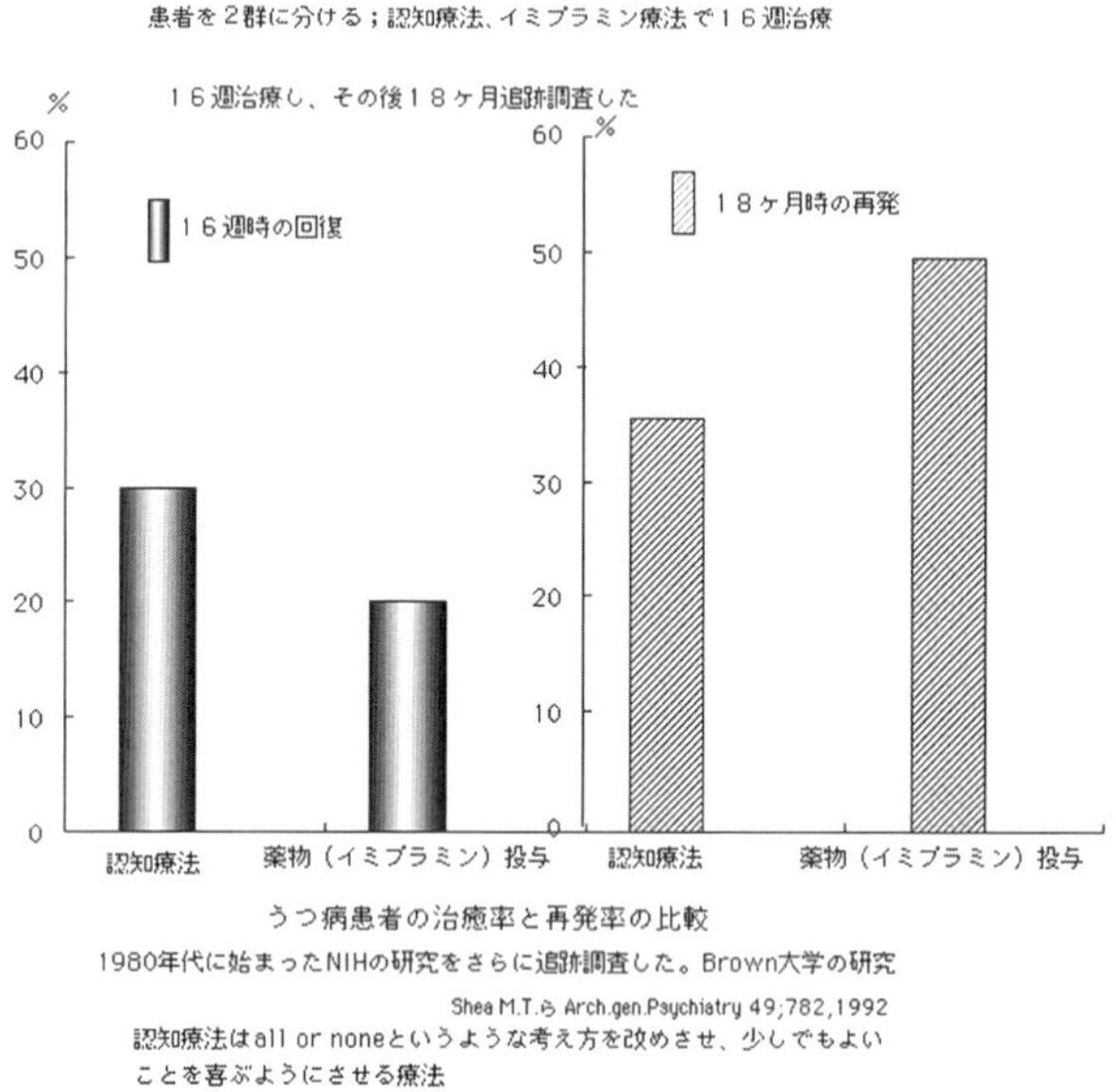
患者を２群に分ける；認知療法、イミプラミン療法で１６週治療
１６週治療し、その後１８ヶ月追跡調査した
%
60
50
40
30
20
10
0
１６週時の回復
認知療法
薬物（イミプラミン）投与
%
60
50
40
30
20
10
0
１８ヶ月時の再発
認知療法
薬物（イミプラミン）投与
うつ病患者の治癒率と再発率の比較
1980年代に始まったNIHの研究をさらに追跡調査した。Brown大学の研究
Shea M.T.ら Arch.gen.Psychiatry 49;782,1992
認知療法はall or noneというような考え方を改めさせ、少しでもよいことを喜ぶようにさせる療法

図６－７

(10) 自責＝なんと自責の念をもつ人が多いことでしょう。本来自分の責任でないことについて苦しむ、あるいは自分の責任でも、どうしようもないようなことについて苦しむ考え方です。

　さて、ある出来事が起きた時に、自動的にある考え方、ゆがめられた考え方をしてしまうことを自動思考と呼びます。ベックなどの提唱したやり方では、まずセラピストといっしょに自分がなぜうつ状態になっていったかの病歴を作成します。うつ病につながったと考えられるストレス、対人関係の困難、子どものころの体験、現在の職場の環境など、さまざまです。セラピストは、ここでゆがめられた考え方、反応の異常がないかどうかを読み取ります。それにより患者は自分がなぜある出来事に間違った反応、間違った考え方をしてしまうのかを理解するようになります。

次に自分の考え方を点検し、なんとか別の考え方ができないかを自分で調べさせます。それには、自動的と思っていた考え方に反論をしてみるのです。当然その反論にも反論がありますす。最終的に自分の心が苦しいと思わないような考え方に到達できれば、治療効果はあがったとするのです。

この療法は薬物療法以上に有効なことがあります。私もあるうつ病の患者さんをカウンセリングしたことがあります。最初は本人も疑っているようでしたが、「自分で考え方を変えるしかないのです」とくり返し言っているうちに、本人も次第にこの治療法に集中するようになり、最近はすっかりうつ病が治ってしまいました。私の方が効果に驚いているくらいです。

(6) うつ病

薬物療法と認知療法(心理療法)を比較した多くの研究があります。図6―7には再発率を調べています。薬はイミプラミンというセロトニンなどの量を増やす薬です。すると短期の効果では薬の方がよいのですが、薬は再発するということも分かっています。

つまり、うつ病はものの考え方の病なのです。ものの考え方を変えることなく、薬を使っても、何か事が起こるとまた再発してしまうのです。ですから、多くの人はうつ病は薬では治らないのではないかと言っているくらいです。

うつ病がものの考え方により引き起こされ、時に考え方を変えることにより治るということは、うつ病は宗教に非常に近い問題で、心の病であることを示しているのです。うつ病は社会の仕組みの問題でもあります。社会全体のものの考え方が心を傷つけるようになっている時には多くの人がうつ病になるのです。

7　生き方を変えるとうつ病は治るの？

認知療法で考え方を変えることがうつを治すのに役立つと述べました。考え方を変えるには生き方を変えてみるということが大事だとつくづく思います。

私たちは大変な競争の社会で生きています。このような競争は耐えられない、ストレスで苦しいと思っても、「グローバルな競争の時代にもし負けたら、日本の経済はだめになる。そうなったらみな貧乏になり、不幸になるのは目に見えている」などと言われます。このよ

（6） うつ病

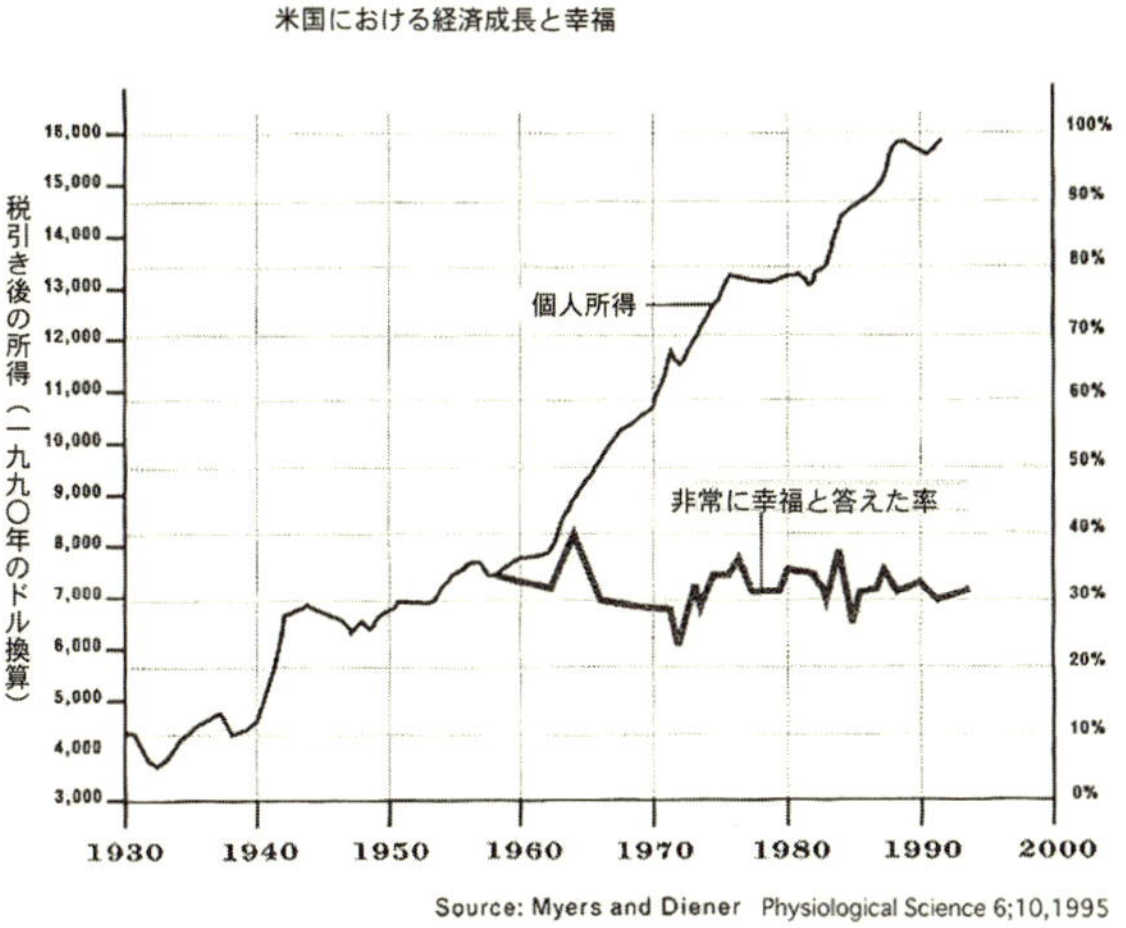

Source: Myers and Diener Physiological Science 6;10,1995

図6－8

うに言われれば、「少し休もう」などと思えなくなるし、そのように人に勧めることはできなくなります。私たちは「競争に負けたら日本の未来はない」という言葉に常に脅かされてきたと言ってもよいでしょう。でも本当でしょうか。競争で勝っているように見えても幸福とはいえません（図6－8）。そのように発想法を変えていたらどうでしょう。

たとえば、会社に自分より先に昇進して、同期のトップを走っている人がいた場合に、うらやましいという嫉妬とそれにくらべて自分はという反省の気持ちが生まれるでしょう。ここを考え直すのです。

まず先を譲るという考えをもつことが大

事です。中国では権謀術数を使って争うのが常でした。このために、驕らないようにせよとの格言が多くあります。菜根譚には「世に処するには一歩を譲るを高しとなす」と述べられています。中国には「あえて天下の先たらず」という考えがあります。先に立とうとしすぎると人に嫉妬され足を引っ張られる。だから先を急がないし、先に走る人をうらやまないという心構えを説いたものです。

競馬やゴルフを例にとるまでもなく、最初からトップを切るのが格好よいし、理想かも知れません。しかし、ゴールするのは最初は遅れている馬です。決して最初から抜け出した馬が最後までトップということはないのです。それは馬場が長いからです。

人生の勝負も同じです。自分の人生を見てみると、早く時が経ってしまいそうでそうでもなく、実にいろいろなことが起きてきたと痛感します。つまり人生は決して短くはありません。ですから無理に集団のトップを走ろうなどとするとどうしても無理が出ます。時に敵を作り、嫌われたりします。そこで思わぬ時に足をすくわれるのです。

次に大事なことは、人生は一つの成功の道があるだけではないということです。昔から「人の行く　裏に道あり　花の山」という句もあります。満開の花の山で花見の客が列をなして歩いて行きます。どこも満員で花見の宴をするような場所がとれません。このような花の山でもその裏側に誰も歩かない道があって、そこを歩けば一人で花を見物できるということを歌ったものです。

また「押してだめなら引いてみよ」ということわざもあります。もともとこれは男女の仲についての話らしいのですが、人生にとっても有意義な言葉です。何かをやろうとして努力してもどうしても問題を解決できないような時に、すこし引いてみる、つまりしばらく押すことをやめて様子を見る、そうすると、今度は相手の方から「このところ連絡がないがどうなっているのだ」と声がかかることがあるということを述べたものです。

8 生き方2

フロイトはノイローゼ（今ではうつ病に分類されている）は運動をすればよくなると言っています。体を動かすと、運動の神経が活動します。すると悩みの際に活動する辺縁系といわれる部分の神経の活動が抑えられます。つまり一時的に気分が変わるのです。特に、体を動かしている最中に悩むなどということは出来ません。悩んでいる時はじっとしている時です。ですから、体を動かしましょう。それも激しい運動の必要はありません。歩くなどということでも十分に気分転換になるのです。

運動は脳にいくつかのよい影響を与えます。運動をしている時には脳の運動野という部位からの命令が手足の筋肉に伝えられ、それにより手足が動き、運動になります。このように運動に関連している神経が活動している時に脳を調べますと、活動している神経細胞の部分の血流が増し、そこで盛んに酸素やブドウ糖が使われます。これをPET、f－MRIなどで調べることができます。この時には悩みの際に活性化される辺縁系の帯状回という部位の活動は低くなっています。つまり、悩まないようにしようと努力しなくても、自然に悩みの部分の脳の活動が低下して悩まなくなるのです。

次に明るいところに出ましょう。季節うつ病という病気があります。北欧などで冬に日光の照射時間が少なくなるとうつ病になる人が増えるのです。このような人に明るい光を浴びせますとうつ病が治ってきます。これを光線療法ともいいます。また南国の日差しの強いところにバケーションに行ってもうつは治ります。

実は光は私たちの体や脳に大きな影響を与えているのです。それは私たちの体のリズムが光により支配されているからです。人々は小鳥が朝になるとさえずりだし、ふくろうは夜啼くということに気がついていました。それどころか、私たちが夜になると眠くなり、昼間は眠くならないということも日常経験するところです。

セロトニンは前にも述べたようにうつ病の薬として用いられ、うつ病の人の脳内、とくに神経の末端では少なくなっています。セロトニンが増えることは私たちの気分を明るくするのです。明るいところに出るとセロトニンが多くできます。ですから、考え方が明るくなるのです。

さらに大事なことは夜よい睡眠をとること、そのためには昼間明るいところに出ることです。もちろん明るいところで歩くということが脳によいという話はすでにしました。昼間脳内で作られたセロトニンが夜暗いところでメラトニンになり、よい睡眠をとらせますから、昼間はできるだけ明るい光を浴びて、セロトニンを溜め込むようにしましょう。

次は姿勢を正すことです。私たちは重力の力で地面の方に引っ張られています。別の言葉でいえば、上から圧力をかけられているといってもよいのです。それに対抗するために腰や背骨の周りの筋肉はいつも緊

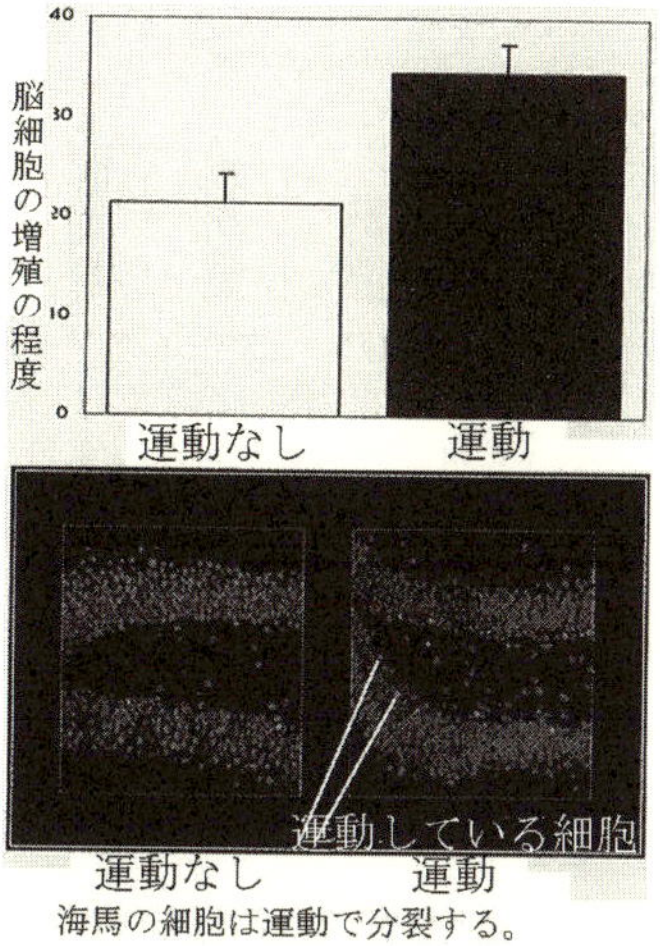

図６－９　うつ病の治療と運動

張しています。この緊張は脳に伝えられ、覚醒を引き起こします。姿勢を正すと、それが脳を刺激するのですが、ちょうど運動と同じで、悩みの神経が刺激されなくなります。つまり悩みを忘れていられるのです。

9　呼吸もうつ病に関係するの？

前に、息を数えると気持ちが落ち着くと話しました。実際昔から怒りがこみ上げてきたら、数を数えろなどといいます。また息を深く吸えなどとも言います。それには二つの意味があるのです。息を数えると、とっさに相手に反論したり、相手にけんか腰で話す機会を奪うということです。少し待つと、怒りが失せて、冷静に判断できるようになります。そのために、ゆっくり数を数えさせるのです。

もう一つはゆっくり呼吸をするということです。呼吸をゆっくりさせると、脳内のセロトニンが増えるということが知られているのです。前にも述べたようにセロトニンが増えると感情が安定し、不安が少なくなります。そのために脳内のセロトニンを増やすという薬がうつ病の治療に使われるのです。ただすぐにゆっくりさせることは難しいので、ゆっくり息を数えろと教えられます。これを数息観といい、坐禅を始めると最初に教えられます。

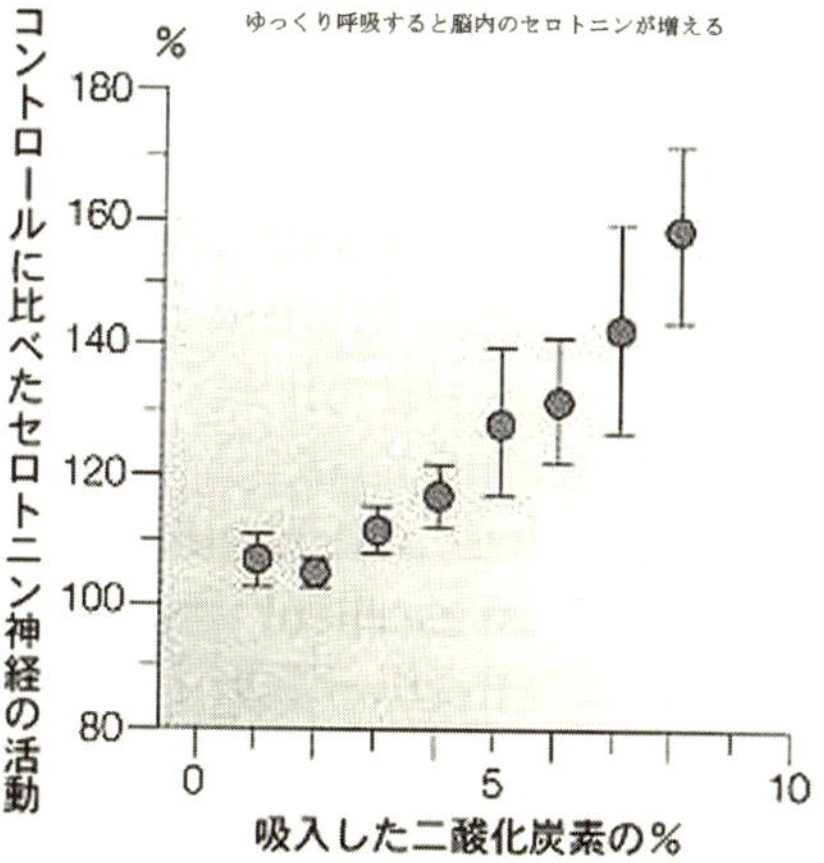

吸入する二酸化炭素の量が増えると縫線核の活動がます
Severson, C.A. et al. Nature Neurosc. 6;1139, 2003

図6－10

日本では昔から長い呼吸が尊ばれました。宮中の歌会始の時など、実にゆっくり和歌を詠みます。昔はこのようにゆっくり和歌を詠むことで、呼吸をゆっくりさせ、心を安定させたのです。

また、ご詠歌も声《しよう》明《みよう》も実にゆっくり詠います。これも心を安定させる方法として体験から知られていたことなのです。姿勢を正して、和歌、謡曲、ご詠歌、詩吟などを詠ずるというのは心の薬などと言われていました。

天台の摩訶止観という本では「息はへそより出でて還り入ってへそにいたる。出入りはへそをもって限りとす」とへそから呼吸を出入りさせなさい、と言っているのです。もちろん、呼吸は口、あるいは鼻から吸って、口または鼻から出す以外にはないのですが、意識の上でへそから入り、へそから出すようなつもりでやれというのです。ヨーガでは「呼吸は肛門でやれ」と教えています。

では、なぜ呼吸をゆっくりさせることがこんなに体と脳によい影響を与えるのでしょうか。ゆっくり呼吸をすると血中の二酸化炭素の量が増えます。だから少し苦しくなり、早く息をしたくなるのです。このような二酸化炭素は脳内でセロトニンを増やす効果をもつのです。セロトニンは前にも述べたようにうつを治す、あるいはうつを予防する物質です。これが増えることは、私たちの脳を活性化し、気分を明るくします。またセロトニンは海馬の細胞を増やすので、気分を明るくするだけでなく記憶をよくする作用もあるのです。釈尊など古人は経験から息をゆっくりさせることを知っていたのです。

毎日短い時間でもゆっくり呼吸をする習慣をつけましょう。できたら自分の息を数える数息観の練習をしましょう。かならず気分がよくなり、元気がでるはずです。

一般には吸息をゆっくりさせ、呼息は早くと言われます。辻雙明老師は呼息も吸息もゆっくりすることが大事だと言われました。私もそのように思います。吸う時もゆっくり、吐く時もゆっくり、さらに心を込めて呼吸することが心の安定には欠かせないのです。

（7）ガン

1　ガンになるとどのくらい寿命が短くなるの？

ガンはもっとも恐れられている病気の一つといえるでしょう。実際、最近でも多くの著名人がガンで亡くなっています。さらに人口の30％はガンで死ぬといわれると、何とかガンにだけはなりたくない、ガンは死の宣告であるだけでなく、末期にはガンが体の中に広がり、非常に苦しいらしい、そのように苦しんで生きていても意味がないのではないかと思うのが普通です。

またガンはどこに転移しているか分からない、だから手術でガンを切除したと言っても、目に見えないようなガン細胞が体のどこかに潜んでいて、今も次第に大きくなっている、自分はそれを知らないだけだと思うと、不安でやりきれなくなることでしょう。

ですからなんとかガンにならない方法はないか、あるいは医学の進歩でガンがかならず治るという日は来ないだろうかと多くの人が期待をするのも無理からぬところです。

図は１９９０年代の米国の推計のデータです。当時米国の男性は50歳まで生きれば、あと25年くらい生きるという状態でした。そこでガンが完全に治ると、50歳まで生きてきた人は

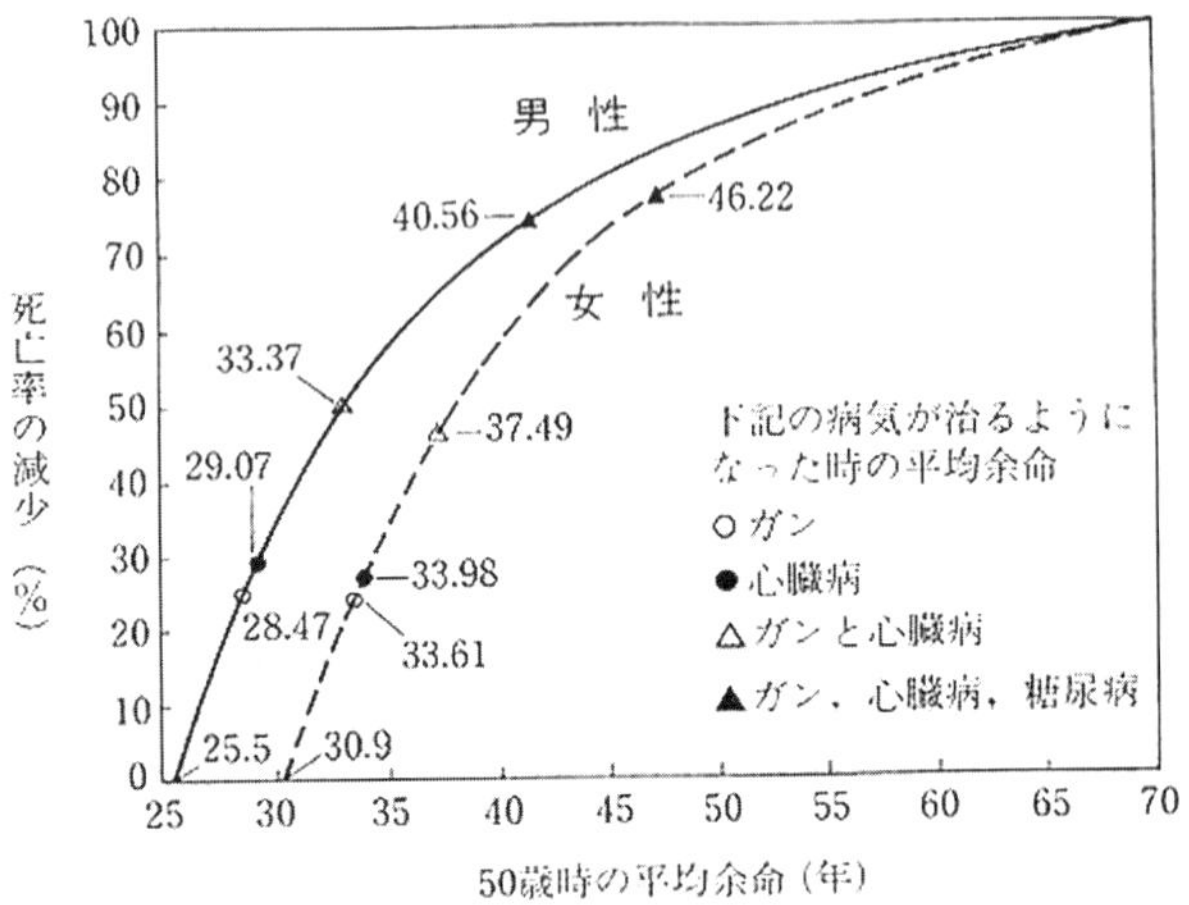

生活習慣病が治るようになった時の平均余命の変化。

図7－1

平均して何歳まで生きるでしょうか。

実は男性の場合には78歳で、女性では83歳まで生きるにすぎないのです。つまりガンが完全に治っても、80歳前後ではかならず他の病気で死ぬのです。では他の病気が治ったらどうだろうかと思われるかもしれません。他の病気とは糖尿病、心臓病（心筋梗塞）などです。ガンと心臓病がすべて治ったとした時には寿命は何歳になるでしょうか。男性の場合には83歳になります。さらにガン、心臓病、糖尿病のすべてが治っても、平均の寿命は91歳になるに過ぎません。つまり、これらのような生活習慣病の代表のような病気がすべて治っても、人は男女ともに平均して100歳以上の寿命を保つことはできないのです。

つまり、これらの病気が治っても人は何かの病気、事故で亡くなるのです。決して永遠に生きられるのではないのです。このことを理解することはガンの意味を知る上で非常に大事なのです。

（7） ガン

私たちはいつか死を迎えます。皆それは知っているのです。ところが、「いつか」だと思っているので、気楽にしていられるのです。ところがガンは「かならず死ぬ」ということを知らしめさせるので人は怖がるのです。本当はガンでなくてもかならず死ぬのに、その期限を示される、自覚させられるのが嫌なのです。

人はかならず死ぬのですが、その日を知らなければ、幸せに生きられるのです。そして普通は知らないで生きているのですが、ガンを告知されるというのは、このことを無理に意識させられると多くの人は思っているのです。それが私たちを恐れさせるのです。

しかし、最近ではガンの診断法、治療法もよくなり、5年生存率は増すばかりです。ですからガンは死刑の宣告ではないのです。ということはガンも普通の病気の一つになったのです。昔のように来年はかならず死ぬという病気ではなくなったのです。

2　ガンもどきって何？

最近「ガンもどき」という意見が出され、衝撃を与えました。それは「ガンは必ずしも転移しない、いや転移しないものが大部分であるから、治療しなくてもよいのだ、経過を見ることが大事だ」という意見です。実際にこの説を主張している医師は「ガンと闘うな、ガンは放置しておいても抗ガン剤を使うより延命できる」と述べています。

この理論によると、ガン細胞は発生後非常に早い時期に転移するものは転移する、しかし転移しないガンはいつまでたっても転移しないのだ、ある場合にはガンが縮小し、消失することもあるというのです。もし、今ガンが見つかってそれを手術で除去しても転移するガンならすでに転移しているから意味がない、また転移しないガン、つまり「ガンもどき」ならやはり手術しても意味がないというのです。

ガンはガンもどきが大部分であるから、抗ガン剤を用いたり、無意味な放射線療法をしたりする必要はないのだ、むしろ抗ガン剤や放射線療法の副作用で死ぬ人は多いのだという主張にもなっています。

この説は本当でしょうか。実際、ガンを放っておいたらどうなるかという実験はできませ

（7） ガン

対症療法のみ(約100年前)の治療成績

〈出典：British Medical Journal 1962：ii：213-221〉

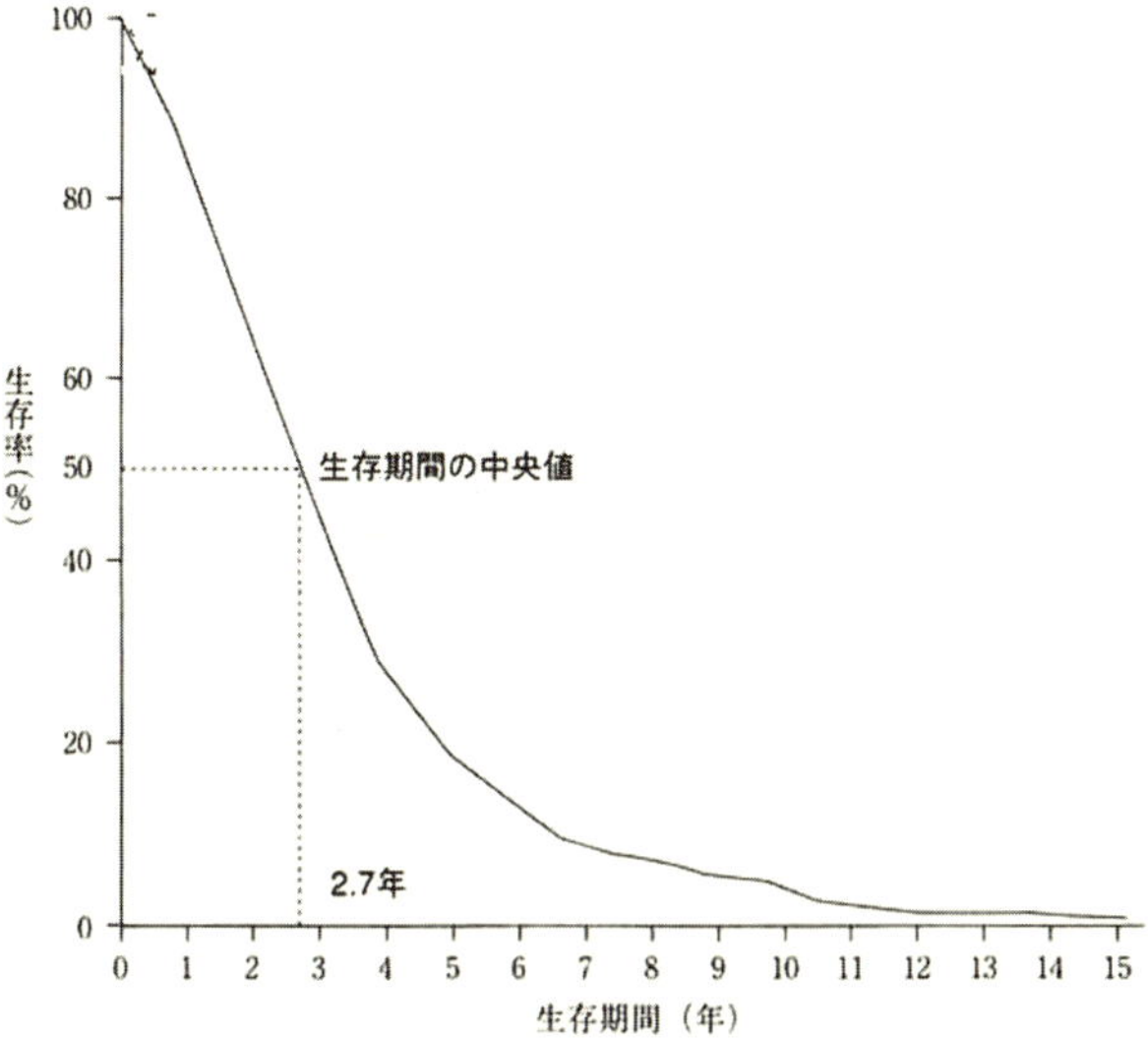

図７－２

ん。しかし今から１００年くらい前で、まだ乳ガンの手術も行われず、抗ガン剤も使用されていなかった時にはどうだったかということを知れば結論が出るでしょう。

当時の乳ガンによる死亡率を調べると平均の生存は２・７年であり、10年後には５％以下の人しか生きていないのです。つまり、ガンを放置すれば死ぬのです。15年後に２・３％生存している人がいます。このような人がガンもどきとしても、この生存を頼りにして治療を拒否するなどということは決して勧めるべきことではないでしょう（図7―2）。

ガン細胞はいつ転移するかわからないというのが事実です。たとえばコレステロール値を下げるとガンの死亡率が増す。つまりガンの転移はその人のコレステロール値によるのです。さらに血圧を下げてもガンの死亡率が増すことも知られています。

最近、米国でガンもどきのようなことがあるかどうかの検証が行われました。

乳ガンを考えてみましょう。もしガンもどきが存在するなら、乳ガンが見つかっても乳ガンを取り除いたり、乳房部分に放射線をかけて、残存すると思われるガン細胞を殺しても、意味がないということになります。それは転移するガン細胞はすでに転移しているから、乳房部分の細胞を殺しても、転移している細胞は殺すことができないから、死亡率を下げることはできないからです。

そこで、乳ガンの患者の局所のガン細胞を取り除き、その部分に残るかも知れない細胞を殺しました。抗ガン剤は使っても使わなくてもよいのです。すると、局所のガンを取り除いた人の方が延命したのです。つまり、局所に残っている細胞は、その後転移する可能性があったということです。

しかし、同時に分かったのは、この二つの治療法の生存率の差は大きなものではなかったということです。つまり、乳ガンの中には大きくなった場合に転移しないもの、つまりガンもどきのようなものもあるということです。

3　抗ガン剤は使わない方がよいの？

ガンになるとガン細胞の増殖、転移を防ぐために抗ガン剤が使われます。抗ガン剤の仕組みは細胞の増殖を防ぐ、つまり分裂を防ぐことです。ガン細胞の増殖能は盛んですが、正常の細胞も増殖します。したがって抗ガン剤で細胞増殖を防げば、かならず副作用があります。副作用を避けたり、減らしたりするためにいろいろな工夫がされました。最近の抗ガン剤は分裂を引き起こす刺激がＤＮＡに伝わらないようにするような薬も多く出ています。しかし、それでも副作用を減らすことはできません。それだけではないのです。抗ガン剤を使っても5年生存率は増えず、せいぜい中間の2、3年の寿命が延び、5年目くらいになると抗ガン剤を使っても使わなくても患者は死ぬ、それなら副作用があるのに抗ガン剤を使うのは無意味だという主張もされます。

米国のデータによると心筋梗塞、脳梗塞などでの死亡率はこの10年急速に低下しているが、ガンの死亡率は各年齢あたりで調べると数％しか低下していないのです。これでは治療が意味をもたないという主張があってもおかしくないでしょう。

ではこの25年くらいの間のガンの5年生存率はどのようになっているのでしょうか。1974年から76年の調査では50％だったのが、1995年から2001年には65％になっているのです。つまり多くの人はガンと診断されてから5年以上生きているのです。乳ガンの5年生存率は88％、大腸ガンの5年生存率も65％に向上しているのです。図7―3には全ガンと乳ガンの5年生存率をあげています。

このように5年生存率が増しているのに、なぜ年齢別にみた死亡率には変化がないのでしょうか。実はこれはガン以外の病気、心疾患、脳血管障害、肺炎などで死ぬ人が非常に減っているということと関係するのです。これらの人は今までガンで死ぬより前に心臓発作などで死んでいた可能性があるのです。実際年齢別の死亡率において心疾患などで死ぬ人の率が下がれば、何かの病気で死ぬはずです。そうでなければその国の死亡者自体が減っていなくてはならないのですが、そのようなことはないからです。

現在ガンがすべて治癒しても寿命は平均して2年半しか延びない。ところが40歳代、50歳代の人にとっては2、3年の延命は人生観の問題になってしまう。しかも、この年齢の人は働き盛りで、文筆などを仕事にしています。このような方々は死が近づいて、抗ガン剤はそ

（7） ガン

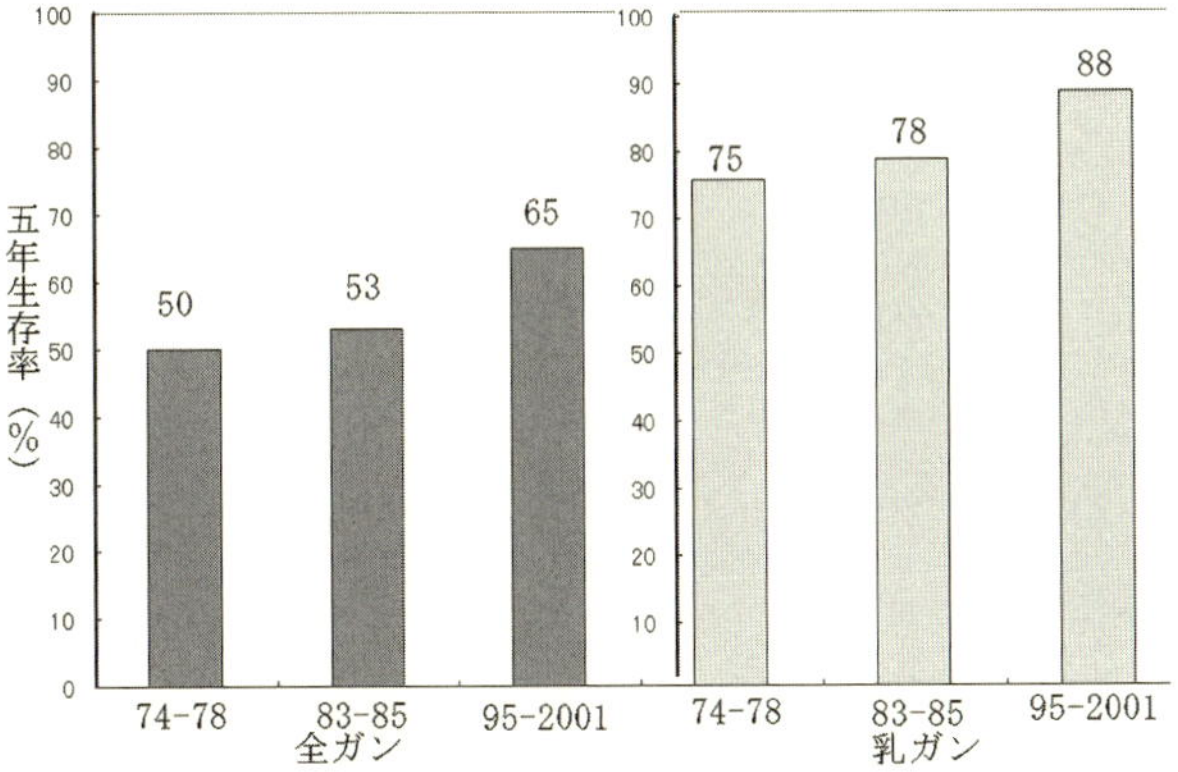

米国におけるガンのの五年生存率変化
米国ガン学会、２００５年報告

図７－３

れほどの延命作用がないことを批判する意見を述べる人たちなのです。このような人にとってはまことに申し訳ないのですが現在の抗ガン剤の効果は大きくないのです。しかし、これらの人は例外なのです。ガンはあくまでも高齢者の病気であり、これらの人には数年の延命はガンが治ったと同じ余命を与えるのです。

抗ガン剤の効果の論争で常に問題になるのが、５年生存率と副作用です。特に問題として論者に取り上げられたのが１９９７年に卵巣ガンに使用が開始されたタキソールという抗ガン剤の効果です。この治療法の効果ですが、術後の生存率は従来の方法にくらべタキソールとシスプラチン使用の方がはるかにすぐれていました。この発表は抗ガン剤の治療が進歩していて、以前の批判は当たらなくなっていることを示すといってよいでしょう。

4　検診はやらなくてもよいの？

２００５年8月14日の新聞に「現在行われている健康診断について項目の大半が有効性の根拠が薄い」という報道がなされました。この報道によると健康診断で実施されている代表的な24の検査項目について肝機能検査や心電図測定など16項目は、病気の予防や死亡の減少という視点では有効性を示す根拠が薄いという評価結果が得られたとしています。

日本でも検査の効果がないとされる項目の一つが胸部レントゲン写真による肺ガンの検査です。これは胸部レントゲン写真をとった人とそれをしなかった人で肺ガンによる死亡率に差がなかったということです。

米国の予防医学タスクフォースは１９９６年に肺ガンのスクリーニング（レントゲン写真などでの早期発見）に反対する声明を出しました。さらに２００４年には症状のない肺ガンの人のスクリーニングには賛成する根拠も反対する根拠も十分でないという勧告をしたのです。

（7） ガン

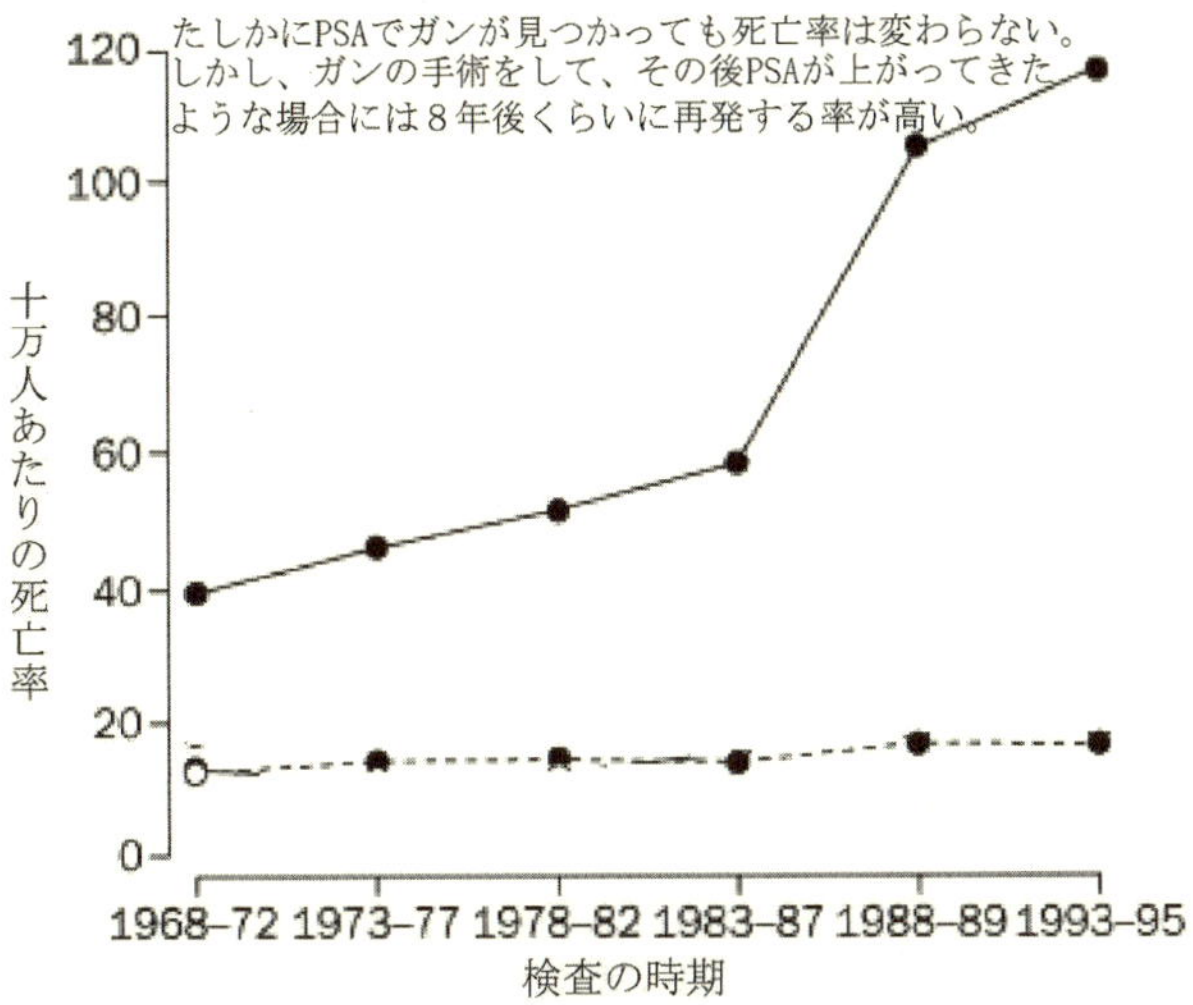

図7－4

最近ではＣＴ（コンピューター断層撮影）などが進歩し、非常に小さいガンが見つかっています。これに対して、このようなガンを切除したりする意味はないのではないかという意見も多くなっています。

最近コーネル大学のヘンシュケ教授を筆頭にした国際的な共同研究（ＥＬＣＡＰ）がスパイラルＣＴによる肺ガンの早期治療の効果を調べました。もともと喫煙者に毎年検査をしていたのですが、ここに3万人を超える無症状の40歳以上の人の検査を加えたのです。これは１９９３年から２００５年まで行われました。

まずＣＴ検査を受けた人で肺ガンが見

つかった人は348名（1・09％）、毎年の検査は0・23％です。何らかの治療をしたI期ガン（転移のない人）の10年生存率は88％で、手術により肺ガンを切除した人の10年生存率は92％です。これを今の70％という5年生存率にくらべると非常によい結果だといえます。

またI期ガンと診断された人のうち、手術を受けてから調べると、毎年の検査群では10％が転移しているのに、この検査では6・8％でした。基底膜への浸潤のないガンはこの検査では19人見つかっていますが、毎年の検査では見つかったものはありませんでした。このように見てくると、新しい治療法により肺ガンの早期発見が可能になり、さらにその後の治療により、死亡率が大幅に低下することが分かったのです。

前立腺ガンの検査で有名なPSAについても、検査した人としない人でガンの死亡率に差がなかったということで問題になり、このような検査は無意味だという議論も盛んです（図7—4）

ガンの診断、治療、予防には世界の専門家が懸命に研究をしています。それが試行錯誤である場合もあると思います。しかし、それをもって早期診断は不可能だとか、しない方がよいと結論づけることはできないと思われます。問題は予算がからむ場合です。こうなると費用対効果が問われるので、問題が政治の問題になってしまうのです。実際肺ガンの検査のためにすべての人にCTを実施するということは費用がかかりすぎるという問題が出てくるのです。

5　ガンに自然治癒はあるの？

ガン細胞は普通の細胞と異なり、分裂を止めません。さらに他の臓器に転移するという特異な性質も持っています。私たちは一個の受精卵から発生しています。この受精卵が分裂し、すべての細胞を作っているのです。

これを幹細胞といいますが、これは臓器が出来てもそこに存在し続け、損傷した細胞が除去された際に分裂してその補充をすることが知られています。

このような幹細胞には3つの特徴があります。まず自己再生（分裂して自分と同じ細胞を作る）、分裂して子孫細胞になる、分裂を永久に続けうるという性質です。実はこれはガン細胞の性質と同じなのです。

このためにガン細胞は幹細胞が変異して起きたのではないかと考えられてきました。現在、ガン性幹細胞が見つかっているのは、白血病、脳腫瘍、乳ガンです。これらは正常の幹細胞には見られない物質（抗原など）がガン性幹細胞にはあるということが分かったことから見

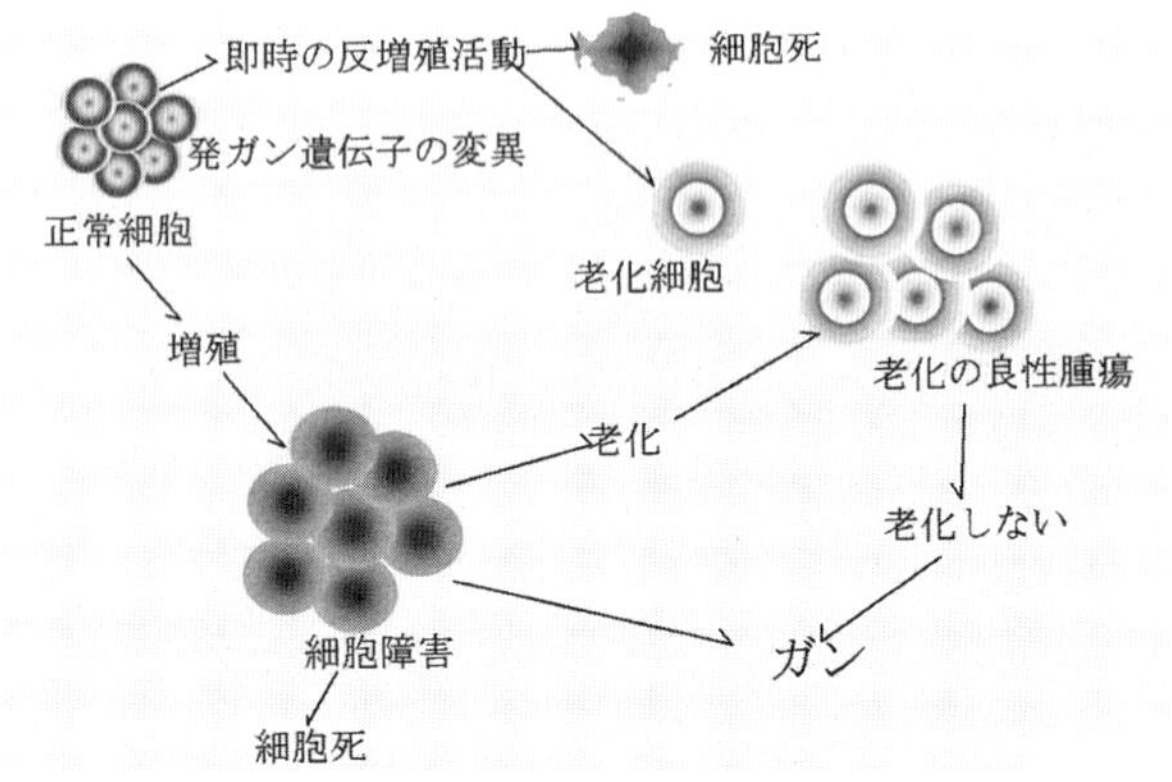

図７－５

つけられました。

正常の幹細胞の遺伝子に変異が起こるとガン性幹細胞になります。これはどんどん分裂して腫瘍を作ります。これに抗ガン剤を投与しても、幹細胞には効果がないことが多いのです。このために大部分のガン細胞は死滅しても、幹細胞は残り、これが分裂して再発をもたらすのです。

ありがたいことにガン性幹細胞のみに出現する物質、またはその働きを阻害する可能性がある物質もあります。ＮＫ－κＢとＰＩ３キナーゼ系といわれる代謝経路は正常の幹細胞では活性化されておらず、急性骨髄性白血病の場合には活性化されています。これを阻害すると細胞の増殖が抑えられるのです。

さて、細胞はいつも異常な刺激にさらされています。この刺激が遺伝子に作用すれば、細胞は異常な増殖を起こしうるのです。この遺伝子の変化を変異といいます。

では、いったん異常な増殖を始めた細胞はどんどん増加し、ガンになってしまうのでしょうか。またこのようなガンの性質をもった細胞が途中で死滅することはないのでしょうか。たとえば私たちの手のひら、足の裏にあるほくろは、ある場合にはメラノーマというもっとも恐ろしい皮膚ガンになるのに、ある場合にはまったく増殖しません。手のひらなどは紫外線などの放射線の影響を絶え間なく受けているのですから、遺伝子の変異が起こりやすく、すべてがガン化してもおかしくないのです。ところが多くは良性腫瘍の段階で止まってしまい、メラノーマになるのは1000分の1以下なのです。

細胞にはガン抑制遺伝子も存在します。この遺伝子の変異で細胞の増殖が抑制されなくなるとガンになるのです。発ガン遺伝子の中にRASという遺伝子があるのですが、これが変異し、活性化されるとむしろガン抑制遺伝子などが活性化され、ガン細胞は増殖を止めてしまうことが分かったのです。このような反応をガン細胞の老化と呼んでいます。つまり細胞の遺伝子の変異がある場合にはガンを引き起こし、ある場合にはガンの増殖を止めてしまうのです。このためにガン細胞があるところで分裂を止めてしまい、良性腫瘍になるとされるのです。

このことは今までありえないと思われていたガンの自然消滅がまれなものではないことを示しているのです。

6　太っている人はガンになりやすいの？

肥満はあらゆる疾患の原因の一つに上げられています。心筋梗塞や脳梗塞のような血栓性の病気、糖尿病などが代表です。ガンも生活習慣病の一つにあげられているので肥満の人にガンが多いだろうと推察されるのは当然でしょう。特に前立腺ガンは肥満者に多いなどと言われていました。

最近ヨーロッパで今までの肥満と寿命の研究の総括がなされ、それがランセットという臨床医学でもっとも重要な雑誌の一つに掲載されました。これは40の研究結果をまとめたもので、25万人以上の人を4年くらい追跡調査した結果です。驚くことに、ＢＭＩ（肥満度）が35までは正常体重の人より寿命が長かったのです。また35以上の重度肥満の人でも、正常体重と同じくらいの寿命でした。

日本でもこのような研究結果が報告されています。日本ではＢＭＩ22が至適体重とされますが、実際はＢＭＩ26くらいの人の寿命がもっとも長く、22の人は寿命がもっとも長い人た

（7） ガン

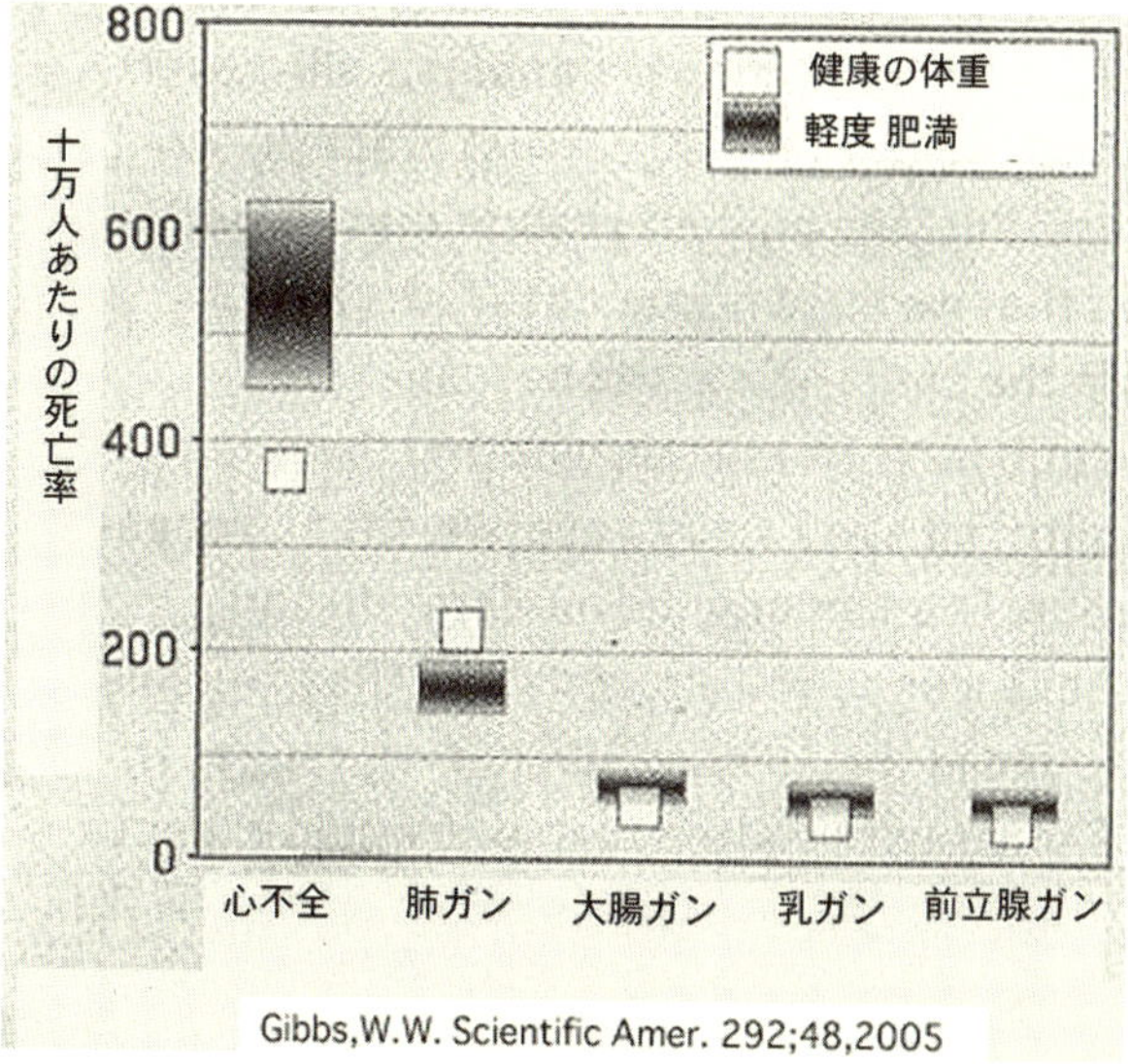

図7－6　肥満とガン

ちではなかったのです。むしろ世界的に注目されているのはやせの危険です。やせている人たち（BMIが18・4以下）の寿命はもっとも肥満している人の寿命よりも短いのです。

図7－6に示すようにBMIが30－35までの軽度肥満の人のガンによる死亡率は正常の体重の人とあまり変わりません。前に述べたようにBMI25－30までは日本では肥満に分類されているのですが、欧米では過体重に分類されています。この程度の肥満ではガンの死亡率、発症率にまったく影響はないのです。

いままで前立腺ガンは肥満の人、

身長の高い人に多いとされてました。それはこのような人は男性ホルモンの分泌が多く、男性ホルモンは前立腺細胞を刺激し、増殖させるからです。２００６年に厚労省の研究班は背の高さ、肥満などは前立腺ガンの発症、死亡率と関係ないと発表したのです。国立がんセンターの津金昌一郎氏が９県と大阪府に住む40－69歳の男性約５万人を10－13年にわたり追跡調査しました。その間に３１１人が前立腺ガンと診断されました。

ＢＭＩ21・９以下のもっともやせている人に比べ、22－23・４の危険率は１、23・５－24・９は１・２、25以上も１・２で統計的に有意でなかったのです。身長についてもガン発症率に差がありませんでした。

その後の同グループの研究によると、ガンの発症率はむしろやせている人に多く、ＢＭＩが18・49以下の人のガンの死亡率は、18・５から24・９までのまでの人の死亡率の20－30％多いと発表しました。

津金氏らの研究では大腸ガンの場合にもやせはガンになりやすいのですがが、ＢＭＩ25－30までの肥満でも危険率が増加していないのです。

肥満悪玉説は根強いものです。しかし、肥満そのものが生活習慣病を引き起こすという証拠はないのです。むしろ運動をしないとか、栄養が偏るという肥満になるような生活習慣が病気を引き起こすというのが最近の説です。もともと肥満体質の人は運動をしても、体重は減りません。しかし、体重が減らなくても、このような人は非常に生活習慣病になりにくいのです。

7 食物繊維はガンを防ぐの？

私たちの周囲には発ガン物質に満ち溢れているといわれます。排ガス、化学肥料、殺虫剤、人工添加物などさまざまなものが動物実験で発ガン作用があることが示されています。

これらが体に入ってくる経路は二つ。一つは呼吸器を介しての侵入、もう一つは消化器からの侵入です。食べ物として発ガン物質が入ってくる場合、便秘などで腸内にこのような物質が長く滞留すれば、それだけ腸管の細胞を刺激することになり、ガンを発生させる可能性が大になることが考えられます。

便秘を引き起こす病気に巨大結腸という病気があります。これは直腸の壁に神経細胞が欠損していて、腸管が便を排出させることができない病気です。大腸の下部は非常に大きくなり、便秘が長く続きます。このような病気の人は当然ガンになりやすいはずなのに、ガンの発症率は高くないことが知られていました。このようなことから便秘は大腸ガンの発症率を

食物繊維と大腸ポリープ（腺腫）の再発に関する無作為割付臨床試験

著者・出版年・地域・期間		人数	介入方法	腺腫再発率
Alberts（2000）	介入群	719	小麦ふすま13.5g／日	47.0％
米国（3年）	対照群	584	小麦ふすま2g／日	51.2％
Schatzkin（2000）	介入群	958	食事指導（低脂肪、高繊維、高果物野菜）	39.7％
米国（4年）	対照群	947	通常の食事	39.5％
Bonithon − Kopp（2000）	介入群1	176	カルシウム2g／日	15.9％
欧州10カ国（3年）	介入群2	198	サイリウム（水溶性繊維）3.5g／日	29.3％
	対照群	178	プラセボ	20.2％

上の２つはNEJM２０００年４月２０日
三番目はLancet２０００年１０月１４日

図７－７

増さないのではないかという意見も出されていました。

最近厚労省の研究班と群馬大学の研究者が全国６府県で40－69歳の男女約６万人を１９９３年から平均７年間追跡して便通と大腸ガンの関係を調べました。すると便通が週２－３回の人も、日に２回以上の人、毎日１回規則的にある人の間に大腸ガンの発症率に差がなかったのです。

では食物繊維はどうでしょうか。表に示すように欧米の研究では食物繊維の摂取と大腸ガンの間に関係はないことが示されています。最近兵庫医大で、45－65歳の大腸の早期がん、良性腫瘍の男女に脂肪摂取を減らすように指導し、さらにあるグループには小麦のふすまを含むビスケットを毎日食べさせ、別の群には乳酸菌製剤を多く食べさせました。第３のグループでは乳酸菌製剤とふすま入りのビスケットを多く食べさせたのです。

まず食物繊維摂取の効果ですが、腫瘍全体で見ると繊維を摂取してもしなくてもガンになる危険率に変わりはなかったのです。乳酸菌製剤も全体としては関係なかったという結果になりました。

野菜果物を多く摂るとガンの発症率が減るという研究成果もあります。その理由の一つはβカロチンという物質が緑黄野菜に多く含まれ、それがガンの発症を予防するということ、もう一つは繊維は腸管によい刺激を与え、便通をよくし、発ガン物質の貯留を減らすということです。

しかし、後者の効果は否定されてきています。野菜、果物はさまざまな点で健康によい効果をもつことは事実です。しかし、それは総合的によいということで、便秘を防ぎ、発ガン物質の排出を高めるという意味ではないのです。

便秘になるとたしかに気持ちがよくありません。便のような汚いものが腸の中にいつまでもあるということは、考えるだけでも不健康な気がします。だから、便が一気に出ると、非常に気分がよくなり、まるで体の中にある汚物が出てしまい、体がきれいになったような気がします。

糞は細菌の死骸と聞くといやな感じがしますが、これは腸のどこにでもあるのです。私たちは腸内細菌とその死骸とともに生きていて、これらは健康に悪いことをしているのではないのです。少し便秘気味でもガンなどにはならないのだと考え、気楽にしていることが私たちをかえって健康にするのです。

（8） サプリメント

1 老化の原因は何？

最近ではサプリメントが大流行です。もともとサプリメントは「補充」という意味をもつ言葉です。つまり、体に足りない必要成分を補充するものという意味です。しかし、次第に「より健康にする物質」というような意味に使われだしました。

健康になりたいという欲求は万人のものです。若者にとっては健康が普通ですから、サプリメントとして物質を摂る理由は補充という意味が多いでしょう。時には激しい運動に耐えられるようにと、普通以上の成分を摂るようにする場合もあります。たとえば運動をするものがアミノ酸を余分に摂って、筋力を高めようというようなものです。

もう一つサプリメントが重要視される分野は美容に関する栄養素でしょう。誰でも美しくありたいのです。そのために食べ物で美しくなることが可能ならば、多くの人はそれを摂取しようとすると思われます。

美容の場合でも、肌にとっても大敵は老化現象です。しみ、シワなどは皮膚の老化によることが多いのです、一方、筋力の補強のためのサプリメントも原理は足りないタンパクの成

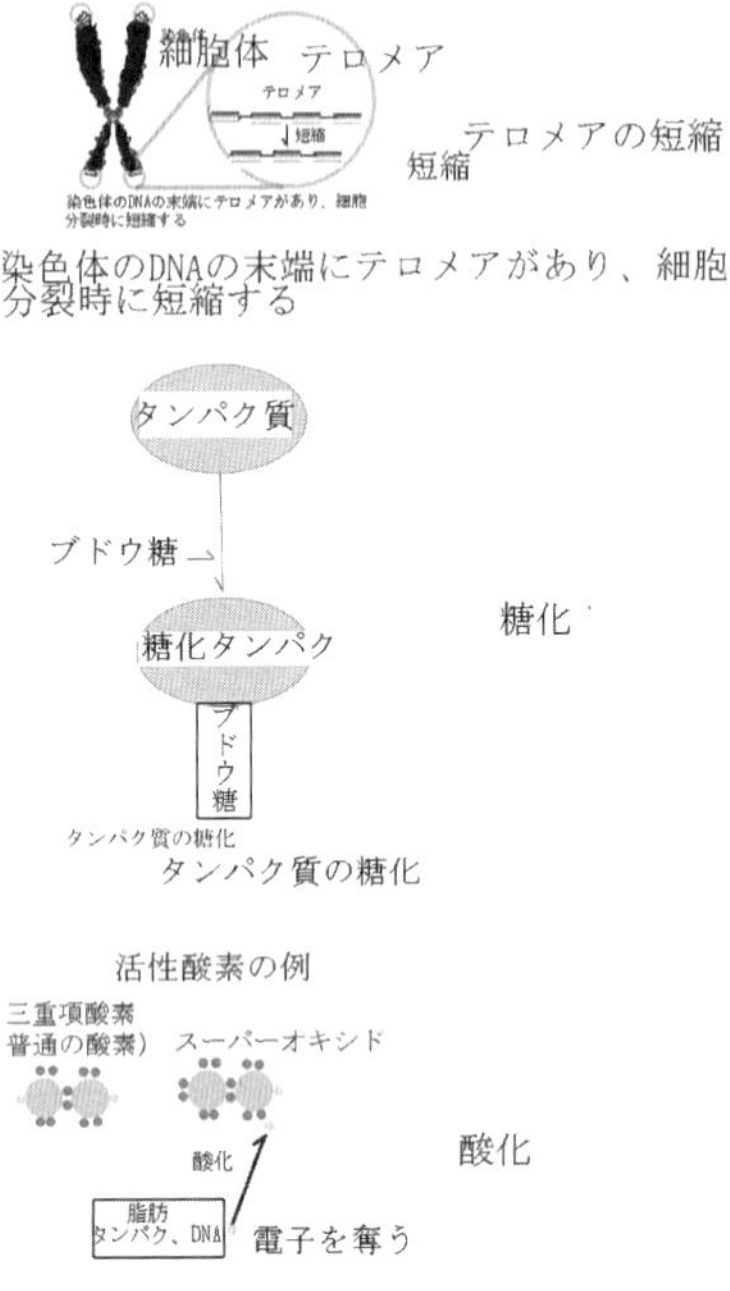

老化の原因

図8－1

分を補おうということであり、これは高齢者の筋肉が弱ることを防ぐ場合と同じことです。

　このように考えるとサプリメントの多くは老化を防ぎ、体の衰えを少なくし、若々しさを保つために摂取すると考えてもよいと思われます。

　では老化はどのようにして起こるのでしょうか。これを知れば、サプリメントが作用する仕組みも理解しやすいし、その功罪を考えやすいでしょう。

　現在老化の主な原因は遺伝子の変化、体の成分の酸化、体の成分の糖化だとされます。

　細胞の分裂能に限界があることは１９６０年代に米国のヘイフリックにより提唱されまし

た。彼は細胞を培養していると、ある回数培養すると、その後は分裂しなくなることを見つけたのです。さらに若い動物から採取した細胞の分裂回数は多いのですが、老化した動物から採取した細胞の分裂回数は少ないことなどを見つけたのです。胎児の細胞は約50回分裂する能力があり、大人の細胞は20回くらい分裂する能力があるとされました。また細胞が10回くらい分裂した後に凍結させ、長く保存をし、凍解した後の分裂の回数を測定すると、残っている回数だけであり、もっと多く分裂するということはなかったのです。

この理由が遺伝子を構成するＤＮＡの末端にあるテロメアによるのです。ＤＮＡが複製される時に、その末端のＤＮＡの部分、テロメアのすべてが複製されません。そこで出来てきた新しいＤＮＡは短いテロメアをもつのだ。細胞の分裂が繰り返されるとテロメアは次第に短くなり、最後には細胞分裂を妨げるほどになってしまうのです。

ガンなどが無制限に分裂を繰り返すのはテロメラーゼという酵素によりテロメアの長さが維持されるからです。この酵素は胎児の細胞にあり、また幹細胞などに少しあるが、生体の細胞にはほとんどありません。一方、ガン細胞に多く存在するので、ガン細胞ではテロメアが短くならず、永遠に分裂できるのです。

老化の原因の第二は糖化です。ブドウ糖はタンパク質などに結合すると、別のタンパク質と橋を作り、お互いを結合させるようになります。このようなことが起こるとタンパク質は固くなり、血管内皮細胞に起これば動脈硬化になり、皮膚に起これば皮膚が固く、黒ずんでくるのです。最後は酸化です。酸素は細胞内で使われる時に一部活性酸素になります。これは非常に酸化力が強く、多くの細胞成分を酸化させ機能を失わせる。酸素にも酸化力の強い電子をもつものを作る能力をもつので、これらをフリーラジカルと呼んでいます。

2　サプリメント2：ＣｏＱ10

サプリメントの王様といったら、まずＣｏＱ10（コエンザイムＱ10）でしょう。最近では皮膚のクリームなどにも入っていて、皮膚の老化を防ぐと宣伝しています。そもそもコエンザイムＱ10にはどんな意味があるのでしょうか。コエンザイムは補酵素のことです。つまり化学反応の担い手である酵素の作用を助ける物質なのです。Ｑ10はキノンという構造に側鎖が10単位連なっているという意味です。側鎖の数は動物により異なっており、マウスではコエンザイムＱ９です。コエンザイムＱ10のブームの始まりは、欧米でのサプリメントの人気によります。それがテレビなどで紹介され、日本でもブームになったのです。

コエンザイムＱ10の合成に初めて成功したのは日本の企業です。現在では世界のコエンザイムＱ10のほぼ１００％を日本の企業が合成しています。

さてこれまでコエンザイムＱ10は心臓病の際に心筋の力を強めるために用いられていました。現在でもその目的のための薬は発売されています。それはコエンザイムＱ10がエネルギーを産生する過程にかかわっているからです。生命活動をつかさどるエネルギーは細胞内のミトコンドリアというところで産生されます。ミトコンドリアでは3段階を経てエネルギーが産生されます、その第3段階目がもっとも多くのエネルギーを生み出すのです。この段階においてコエンザイムＱ10は不可欠なのです。これにより弱った心臓にエネルギーを与え、心臓の力を高めるのです。

もう一つの役割が抗酸化です。細胞

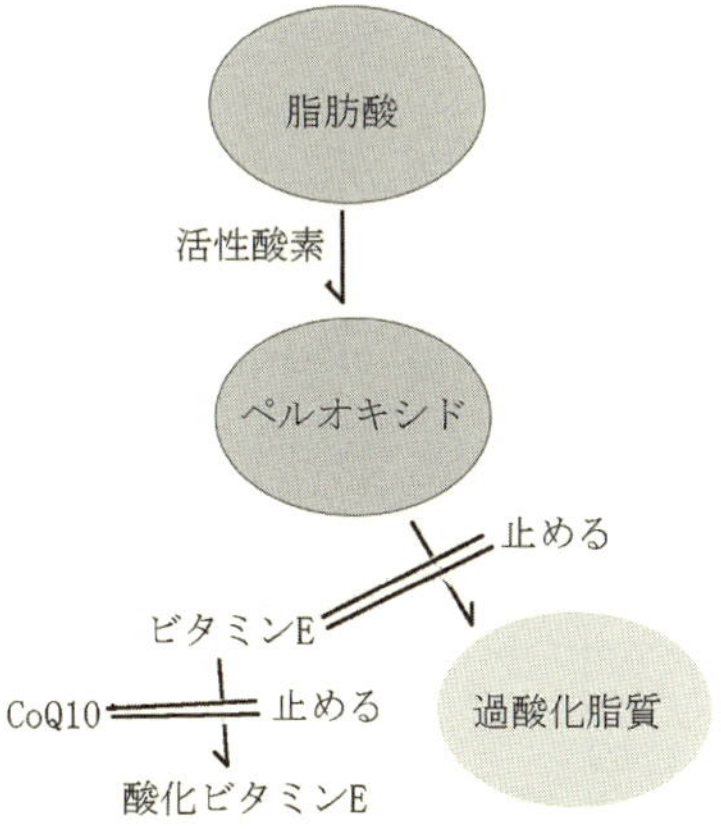

脂肪酸が酸化され過酸化脂質になるのをVitEが阻止
これによりVitEが酸化されるのをCoQ10が阻止

図８－２

膜は脂肪酸がならんで構成されています。その脂肪酸が酸化されると、脂質ラジカルという非常に酸化力の強い物質になります。ここに酸素が来ると、ペルオキシラジカル、さらに過酸化脂質になります。過酸化脂質になると脂肪酸は構造が壊れ、機能しなくなるのです。つまり膜が壊れる。これだけならよいのですが、一度ペルオキシラジカルという物質ができると、これが過酸化脂質になると同時に脂肪酸をどんどん脂質ラジカルにして、この反応を促進します。つまり、膜の脂肪酸は際限なく過酸化脂質になってしまうのです。こうなると細胞膜は完全に破壊されます。

これを防ぐのが抗酸化物質です。ビタミンC、ビタミンE、グルタチオンなどがペルオキシラジカルが脂肪酸をさらに酸化することを防ぎます。もっとも重要な役割をしている物質がビタミンEです。ところがビタミンEが今度は酸化されてしまいます。それをもとの状態に戻し、再度脂肪酸の酸化を防ぐことができるようにするのがコエンザイムQ10です。

ではなぜコエンザイムQ10を摂るということになるのでしょうか。私たちの体はコエンザイムQ10を作ることができるのにもかかわらずです。

コエンザイムQ10は年をとると減って行きます。20歳代がピークで80歳代では心臓や肺では半分程度に下がってしまいます。40歳代でも2、3割低下します。このために細胞が障害され、老化が進むのではないかと考えられています。

コエンザイムQ10を多く含む食品はイワシ、牛肉、ブロッコリーなどです。もっとも多いイワシには100グラムの中に約6㎎含まれています。

コエンザイムQ10は細胞の働きの低下を防ぐために、肌の水分保持がよくなり、美肌が保たれるとされるのです。実際多くの化粧品にコエンザイムQ10が含まれています。

専門家は健康維持には1日100㎎くらい摂取する必要があるが、これを食べ物で摂ろうとすると相当の量食べなくてはならないと言います。

ただ非常に大事なことは、ヒトの場合にコエンザイムQ10が老化を防ぐかどうかは分かっていないということです。最近では人の場合には効果は少ないという意見が主流です。

コエンザイムQ10の副作用は比較的少ないとされます。ただ高脂血症の薬と併用すると血圧が急に下がる可能性もあります。また糖尿病の場合に血糖値が急に下がる可能性もあるので薬との併用には注意が肝要です。

3　カルニチンって何？

多くの人にとって体重、つまり肥満は健康、美容上の関心事でしょう。「女性の品格」でベストセラーを書いた坂東真理子さんは、贅肉をつけないことが女性の品格を保つ上で大事だなどと述べているので、単に健康、美容上だけでなく、処世術としても肥満していない必要があるということになります。

ところが肥満を防ぐこと、あるいは肥満になってから体重を減らすことが如何に困難かは多くの人が経験しているところでしょう。さらに問題なのは減量に伴う健康上の害です。現在体重を無理に減らすと健康を損ね、死亡率を高めるという報告が相次いでいます。過日も「メタボ侍」と称して、無理な減量を試みた市の職員が心筋梗塞で亡くなり問題になりました。また減量し、それに失敗して太り、さらにまた減量するという体重のサイクリングはもっと健康を損ねるとされます。

このためにサプリメントや肥満抑制剤で体重を減らそうという宣伝が盛んになされています。過日もテレビで納豆を食べて減量するという報道がなされ、これがでっちあげで大騒ぎになったことは記憶に新しいところです。

さてダイエットの効果があるとされる物質にカルニチンがあります。カルニチンは牛肉に多く含まれています。カルニチンはビタミンBTとも呼ばれています。アミノ酸とは厳密には異なるのですがアミノ酸に分類されているのです。長い炭素鎖をもつ脂肪酸（長鎖脂肪

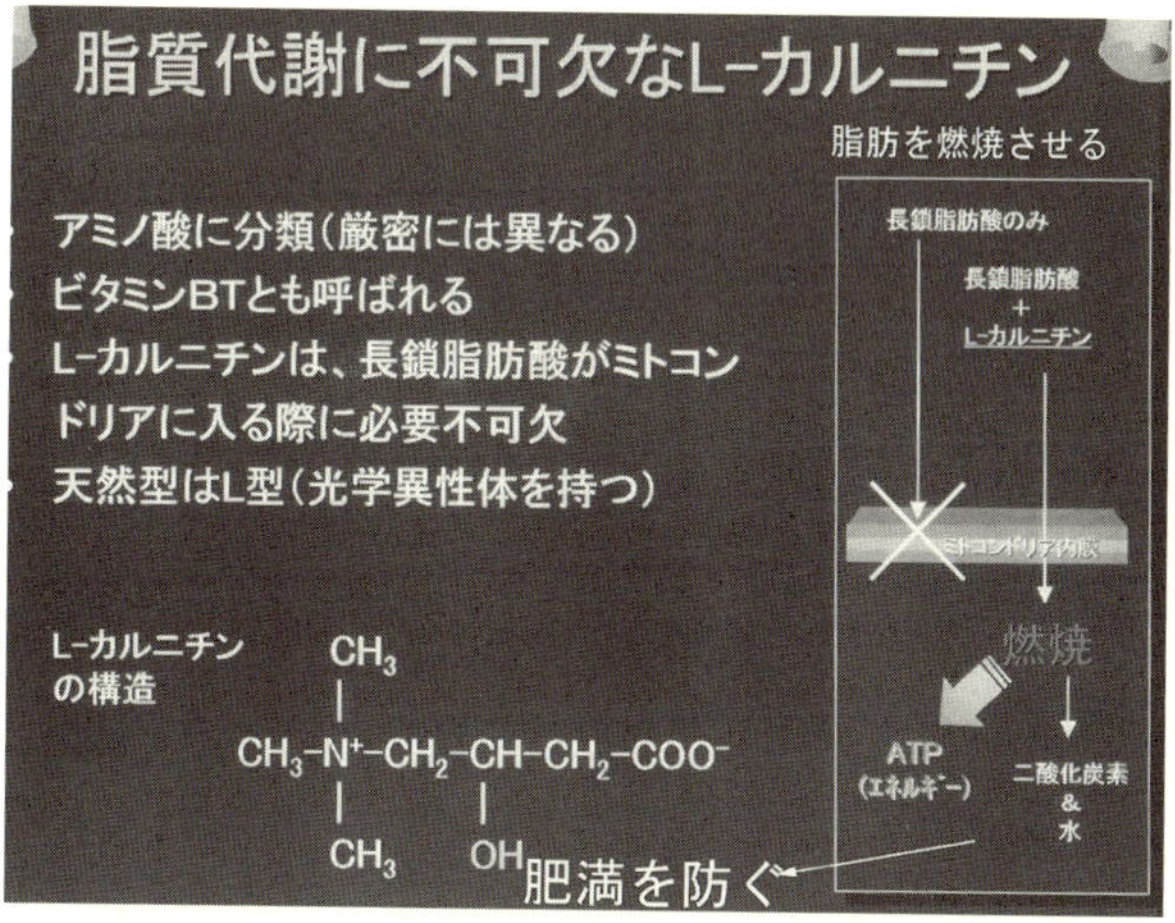
脂質代謝に不可欠なL-カルニチン
脂肪を燃焼させる
アミノ酸に分類（厳密には異なる）
ビタミンBTとも呼ばれる
L-カルニチンは、長鎖脂肪酸がミトコンドリアに入る際に必要不可欠
天然型はL型（光学異性体を持つ）
L-カルニチンの構造
長鎖脂肪酸のみ
長鎖脂肪酸
+
L-カルニチン
燃焼
ATP
（エネルギー）
二酸化炭素
&
水
肥満を防ぐ

図8－3

酸）がミトコンドリアで燃焼する際にカルニチンがないとミトコンドリアに入れない。つまり脂肪酸が燃焼されず、脂肪に組織にためられてしまうのです。

生体内ではリジンとメチオニンから合成されます。この時にビタミンC、ビタミンB_6、ナイアシン、鉄が重要な役割を演じています。一般には食肉、特に牛肉に含まれていて、それで摂取されます。米国人では1日に100－300mg摂っています。食肉でも牛肉がもっとも多くカルニチンを含んでおり、豚肉には牛肉の半分くらい、鶏肉には3分の1くらいのカルニチンが含まれています。

カルニチンは血中の中性脂肪とコレステロールを下げる作用があります。中性脂肪、コレステロールを増やすと怖れられている牛肉を摂取すると、むしろ中性脂肪、コレステロールを下げる作用があるというのは驚きでしょう。事実カルニチンを摂取すると心機能がよくなったという報告は多くあります。カルニチンがたとえ減量の役に立たなくても、この意味では健康に意味のあるサプリメントといえるでしょう。

このようなことからカルニチンにはダイエット効果があると考えられ、用いる人も多くいます。実際いくつかのヒトを使った実験で、体重の減少というデータが得られています。

最近ではダイエットに役立つといわれれば、とにかく注目を集め、多くの人が購入し、使用するという傾向があります。しかし、私たちの脂肪は無意味についているのではないのです。また女性の場合に脂肪が少ないと、女性ホルモンが出来にくくなり、精神的に不安定になったりします。もっとも重要なことは排卵が抑制され、不妊になったりすることです。だから適齢期の女性が無理にダイエットをして脂肪を減らすことは決してよいことではないのです。

最近では「小太り」がよいといわれるように、普通の人より少し太っている人が長生きで、病気になりにくいことは世界的に確認されています。そのために肥満それ自体が悪いのではなく、運動をしない、偏食をしているなどという生活習慣が悪いのだという考え方になっているのです。

4　イソフラボンって何？

イソフラボンには女性ホルモンに似た構造、機能があり、乳ガンなどによいのではないかといわれています。実はイソフラボンは血管壁には非常によい効果をもたらすことは確実なのです。

イソフラボンはもともと植物性女性ホルモンと呼ばれる物質で、女性ホルモンのエストロゲンの千分の一くらいの作用をもっています。イソフラボンは女性ホルモンと結合する受容体と結合します。そのために選択的エストロゲン修飾物質（ＳＥＲＭ）とも呼ばれているのです。つまり女性ホルモンの受容体に結合し、女性ホルモン用の作用をするということです。

女性ホルモンは心臓血管系を健全にするだけでなく、脳の活動をよくする。実際女性ホルモンを培養液に加えると神経細胞の突起が多く枝分かれします。また女性ホルモンの血中濃度の高い人では認知症になる率が低いことも分かっています。

また女性が年を取ると骨粗しょう症になりやすい。これは更年期以後女性ホルモンが減るためといわれ、ホルモン補充療法として、女性ホルモンを投与して骨を丈夫にしようとする試みがなされてきました。ところが、乳ガン、子宮体ガンなどを引き起こす可能性があるということで欧米では中断されています。女性ホルモンは子宮内膜の細胞や乳腺の細胞を異常に刺激し、発ガンをさせる恐れがあるのです。

ではイソフラボンには、女性ホルモンのもつどのような効果があるのでしょうか。現在リポタンパクの低下と血管壁の強化は確実にあるとされます。骨の強化と脳の活性化もあるらしいということです。問題は乳腺への刺激作用です。とくに乳ガンの初期の人がイソフラボンを摂りすぎると乳ガンを促進すると危惧されています。

厚労省の大規模調査ではイソフラボンを摂取している人は乳ガンになる率が最大で3割くらいに下がると報告しています。しかし、これはすべての女性にとって有意義というわけではありません。乳ガンや子宮ガンにかかった人は再発を促進する可能性があるのです。また検診で子宮内膜の細胞に異常の見出された人にとっても危険とされます。

このため、食品安全委員会では摂取量があまりに多くならないようにと警告を出しました。このことは逆にイソフラボンは危険だというようにとられる結果ともなり、消費者に混乱を与えました。

イソフラボンは血管、骨、脳にある程度のよい効果をもっていることは事実です。しかし、

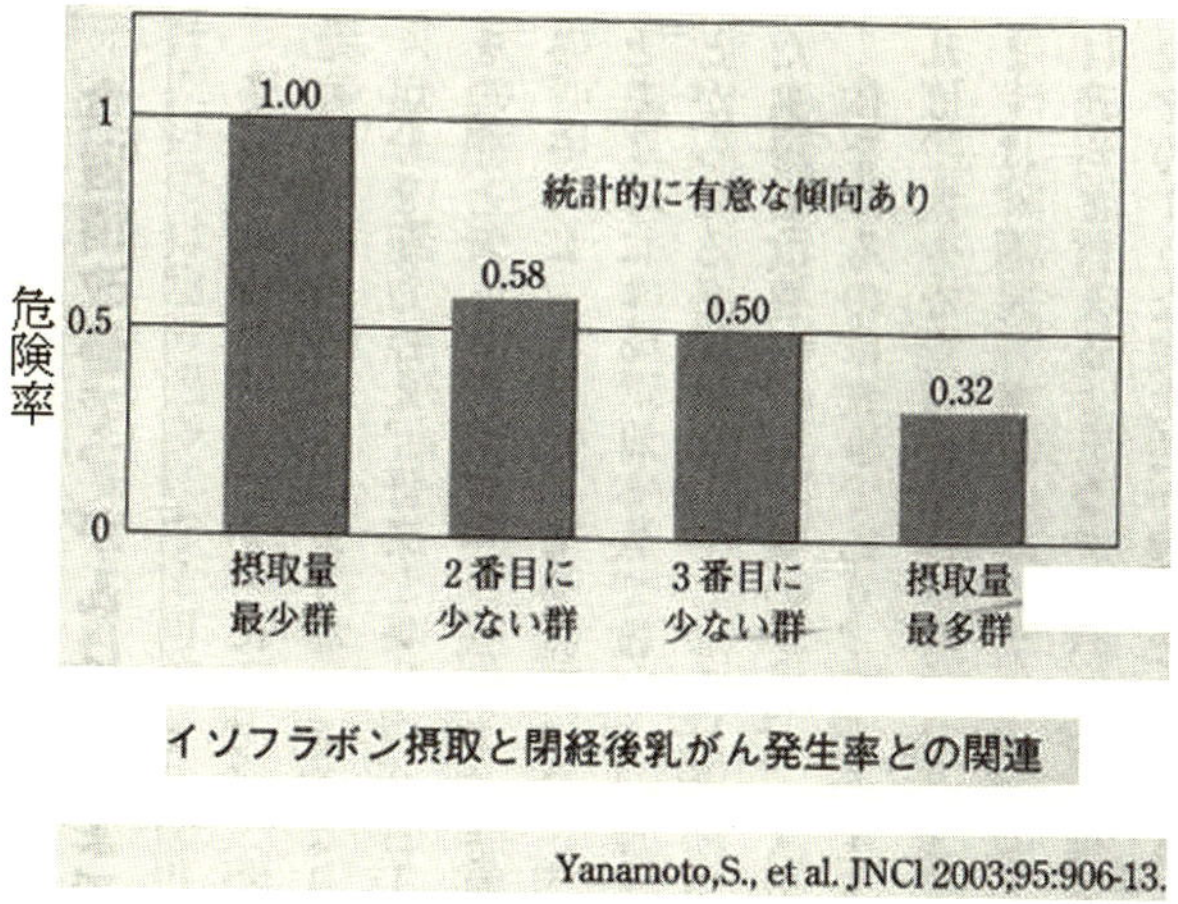

Yanamoto,S., et al. JNCl 2003;95:906-13.

図8－4

すべての薬物、食べ物には効果があれば、副作用もあります。つまり摂り過ぎは危険だということなのです。

大豆成分に含まれるイソフラボンはそんなに多くはないのですが、きな粉には納豆の二倍、豆腐の五倍にあたるイソフラボンが含まれています。さらに酸化された脂質を体の外に排泄させようとする大豆サポニンとか、血小板の活性化を阻止するレシチンなども多く入っています。

枝豆にもイソフラボンが多く含まれています。枝豆には大豆にはほとんど含まれないベータカロテンとかビタミンCも多く含まれるのです。枝豆には血圧を下げる作用のある大豆ペプチドも多く含まれ、血圧の高い人にはお勧めです。
枝豆にはビタミンB_1が多く含まれ、ブドウ糖の代謝を促進します。また亜鉛やカルシウムも多く含まれます。亜鉛は味覚を保つ上でも必要です。亜鉛不足は味覚障害を引き起こすのです。

5 魚の成分のEPA、DHAは血栓を防ぐの？

「血液サラサラ」という言葉とともに紹介される物質がEPAとDHAです。EPAはエコサペンタエン酸の略称で、DHAはドコサヘキサエン酸の略称です。両者ともn－3系の脂肪酸であるリノレン酸から作られます。リノレン酸がプランクトンなどでEPA、DHAになり、それが魚に取り込まれて、魚の脂の成分になっているのです。卵にも相当量含まれています。

これが見つかった主なきっかけは、魚やアザラシを主食とするグリーンランドのイヌイットは脂肪の摂取量が多いのに、動脈硬化、心筋梗塞、脳梗塞が少ないという事実を解明しようとしたためです。そこで彼らの食べ物と他の人種の食べ物を比較すると、イヌイットは魚の脂、特にEPAやDHAを多く含む脂を摂っているからだと推察されました。このことが報告されると背びれの青いサバのような魚にはＥＰＡやＤＨＡが多く含まれている、これを食べれば心筋梗塞の予防になるということが提唱されました。

血小板に含まれるアラキドン酸というｎ－6系の脂肪酸が刺激されるとプロスタグランディンという物質になり、これがさらにトロンボキサンＡ２という物質になります。ところがエイコサペンタエン酸を摂取すると、トロンボキサンＡ２が出来にくいので、血小板がべたべた血管壁につかないというのが理論でした。

２００２年に米国で心臓の突然死と食べ物の関係が調べられました。２２７１名の医師を17年追跡調査し、魚の摂取量と心臓の突然死の関係を調べたのです。すると突然死のない人たちの血中のｎ－３脂肪酸の量が５・１％くらいだったのに、突然死の人たちの血中のｎ－３系の脂肪酸の量は４・８％くらいだったのです。とくにドコサヘキサエン酸の量が減っていました。このことからＥＰＡよりもＤＨＡの方が血栓を阻害する作用が強いことが分かったのです。

また、１８２２人の男性を30年にわたって追跡調査した結果も報告されています。心臓病にかかった人の死亡率は魚を口にしない人の方が、１日35グラム以上の魚を摂取する人に比べて67％も多かったのです。

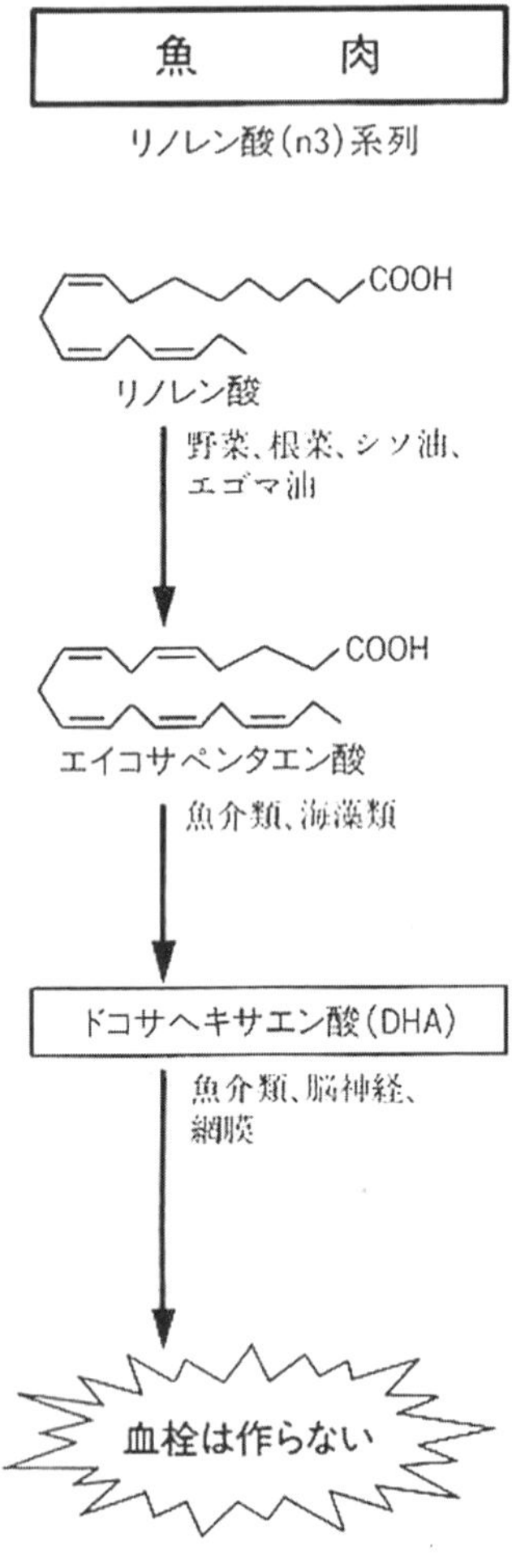

図8-5

そこでn—3系の脂肪酸には血小板に作用するだけでなく、血管壁にも作用し、コレステロールを溶かして、流しだす作用があるというような説も出されるようになりました。実際EPAはサプリメントとしても売られて、多くの人が用いています。

ではn—3系のアラキドン酸はよくないのでしょうか。実際アラキドン酸からはプロスタグランディンという物質ができ、それから血小板を刺激するトロンボキサンA2という物質ができます。実際血小板にアラキドン酸を加えると、血小板は活性化されて、べたべたいろいろなものに付着するようになるのです。

ところがアラキドン酸は肉、卵に多く含まれています。魚にも含まれていますが、魚には10倍くらいのEPA、DHAが含まれているので、競争の原理で魚をとっても、主としてEPA、DHAが体に取り込まれて、アラキドン酸はあまり取り込まれないのです。

そこで卵を摂ると心筋梗塞になりやすいかどうかという多くの研究がされました。1週間に卵を1つとるかとらないかという人と毎日1個以上食べる人の心筋梗塞の発症率を10万人くらいの男女で調べたのです。

すると、毎日1個以上鶏卵を食べている人とそうでない人の心筋梗塞の発症率はほとんど同じだったのです。特に女性の場合には毎日1個食べている人、もっと食べている人の方が、あまり食べない人よりも心筋梗塞になりにくかったのです。

実はアラキドン酸は、必要に応じて血小板を活性化させたり、させなかったりするのです。

6　成長ホルモンって老化を防ぐの？

日本の代表的な抗加齢の研究者であるK大学のT教授は老化を防ぐためにヒト成長ホルモン（hGH）を使用することを勧めています。

これは1990年に米国のウィスコンシン大学医学部のルドマン博士などがニューイングランド・ジャーナル・オブ・メディシンという雑誌に1990年に発表した論文に基づいています。

図8—6に示すように60歳以上の男性に合成のヒト成長ホルモンを皮下注射したところ、6ヵ月後に血中の成長ホルモンのレベルは改善し、しかも図に示すように8・8％筋肉量も増し、14・4％脂肪量が減少した。また腰椎の骨量も増加し皮膚の厚さも厚くなったというのです。

さらに日常生活では精神的に元気になり、セックスの回数も増し、心臓の機能も改善したというのです。それだけではなく、髪の毛も生え、顔のしわも減り、記憶もよくなり、コレステロール値も改善したというのです。こんな良いことづくめのことがあるでしょうか。

さらにT教授は国立老化研究所の研究を紹介しています。それによると中年太りは成長ホルモンの低下でおこるというのです。悪玉といわれる内臓脂肪はメタボリックシンドロームの原因となる多くの悪いホルモンを出します。これを減らすことがメタボの予防になるとして皆が必死になっていることは周知の通りです。成長ホルモンを投与すると皮下脂肪に比べ2倍以上内臓脂肪が減るというのです。

(8) サプリメント

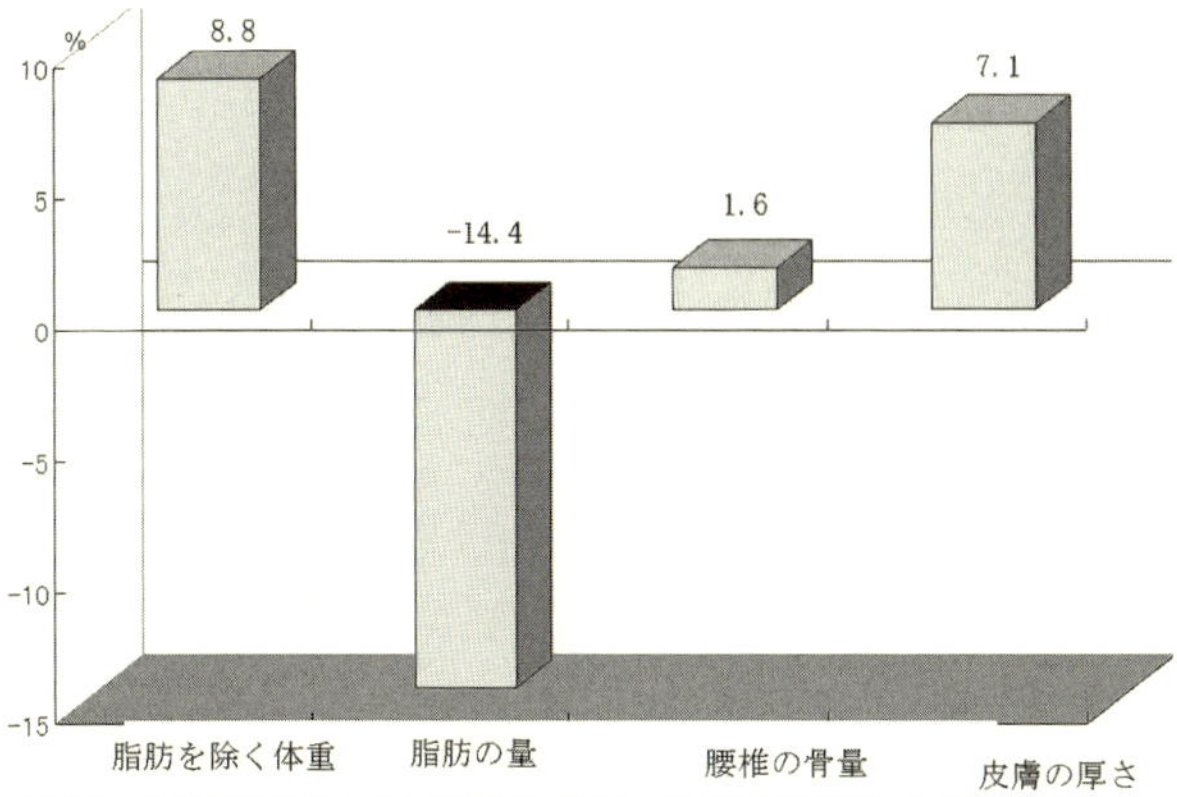

61歳―81歳までの12人の健康な男性いに6ヶ月週三回、体重kgあたり0.03mgのヒト成長ホルモンを皮下注射する。

図8-6

そこでT教授は成長ホルモンの摂取以外にこのホルモンを増加させる生き方を提唱しています。

1.睡眠時間を1日4―5時間から7時間に増加すること

2.運動を週に1回から毎日の筋トレ、週2日の水泳に変更

3.高たんぱく食に食事を変更

4.ストレスをなるべく避けてのんびりした生活をする

このような生き方に反対する人はあまりいないでしょう。問題は成長ホルモンの投与に副作用はないかということです。

まずガンとの関係が疑われました。成長ホルモンを投与するとIGF―1という細胞の

増殖を刺激するホルモンが肝臓で作られます。これは細胞をガン化させる可能性あることが示されたのです。特にＩＧＦ－１の高い患者は前立腺ガンの発症率が高いことが示されたのです。また大腸ガンやリンパ腫の死亡率が高くなったという報告もあります。さらに糖尿病の発症率を増すという報告も出てきたのです。

ガンとか糖尿病は高齢者を襲う病気です。この発症を促進するということは、成長ホルモンの使用に疑問を抱かせることになります。実際ガンになることを恐れながらサプリメントを摂取するということは本当の意味での抗加齢にならないのではないかと思われます。

高齢化とともにホルモンの分泌が次第に減ってくるということにも意味はあると思われます。それにより生体のバランスがとれ、異常に細胞が刺激され、ガン化したり、細胞が不必要に増加したりすることを妨げる仕組みになっているのでしょう。

私たちの老化は自然の摂理とも言えます。これを生活習慣で遅らせることには意義があるが、すでに減少しているホルモンを補充することで老化を防ぐことはこの摂理に反していると言えるのではないでしょうか。

7 テストステロンはドーピングに使われるのではないの？

男性にも更年期があるでしょうか。もしあるとすれば、それはどのような症状で、何が原因なのでしょうか。

中高年の男性が活力の低下、心身の不調、精力の低下に悩むことは昔から知られており、東洋医学では腎虚といわれていました。これらの患者の血液を調べると男性ホルモンであるテストステロンの量が少なく、テストステロンの補充をするとこれらの症状が軽快することが知られてきました。

思春期以後の男性では睾丸からのテストステロンの分泌が非常に増加し、男性的な身体の特徴が作られます。いわゆるヒゲが生えたり、筋骨が隆々となったり、声が低くなるのはジヒドロテストステロンにより、これは酵素によりテストステロンから作られます。

テストステロンは30歳代から減少しはじめ、年1−2％の割合で減少します。テストステロンの減少の時期を男性更年期といわれますが、女性の更年期ほどホルモンは急速に減少せず、人により個人差があり、さらにホルモンの作用も精神的な影響を受けます。

欧米では加齢によるテストステロン低下による症状を高齢男性による部分的アンドロゲン

（男性ホルモンの総称）欠乏症（ＰＡＤＡＭ）と呼んでおり、テストステロン補充により治療可能な疾患とされています。

一般に男性のテストステロンが低下してもそれを自覚しない人も多くいます。ところが仕事がうまくいかない、ストレスが多い、人間関係に悩むなどということがあると、性的に不能になったりすることがきっかけで医師の診断を受け、テストステロン減少症だと診断されることも多いのです。

実は私たちの脳の働きは性ホルモンの影響を強く受けています。女性ホルモンの多い人は認知症になりにくいのですが、男性ホルモンの多い人も認知症になりにくいのです。テストステロンは脳内で女性ホルモンに変化し、その女性ホルモンが神経細胞を刺激するという説も強いのです。

図８―７は精巣機能が正常の人は加齢による記憶低下が精巣機能が低下している人よりも少ないことを示しています。精巣機能は血中のテストステロンの量などで測定するのです。つまりテストステロンの高い人は記憶の衰えが少なく、アルツハイマー病にもなりにくいということになります。

男性ホルモンが脳内で女性ホルモンになるなら、女性ホルモンの投与でも記憶の低下が防

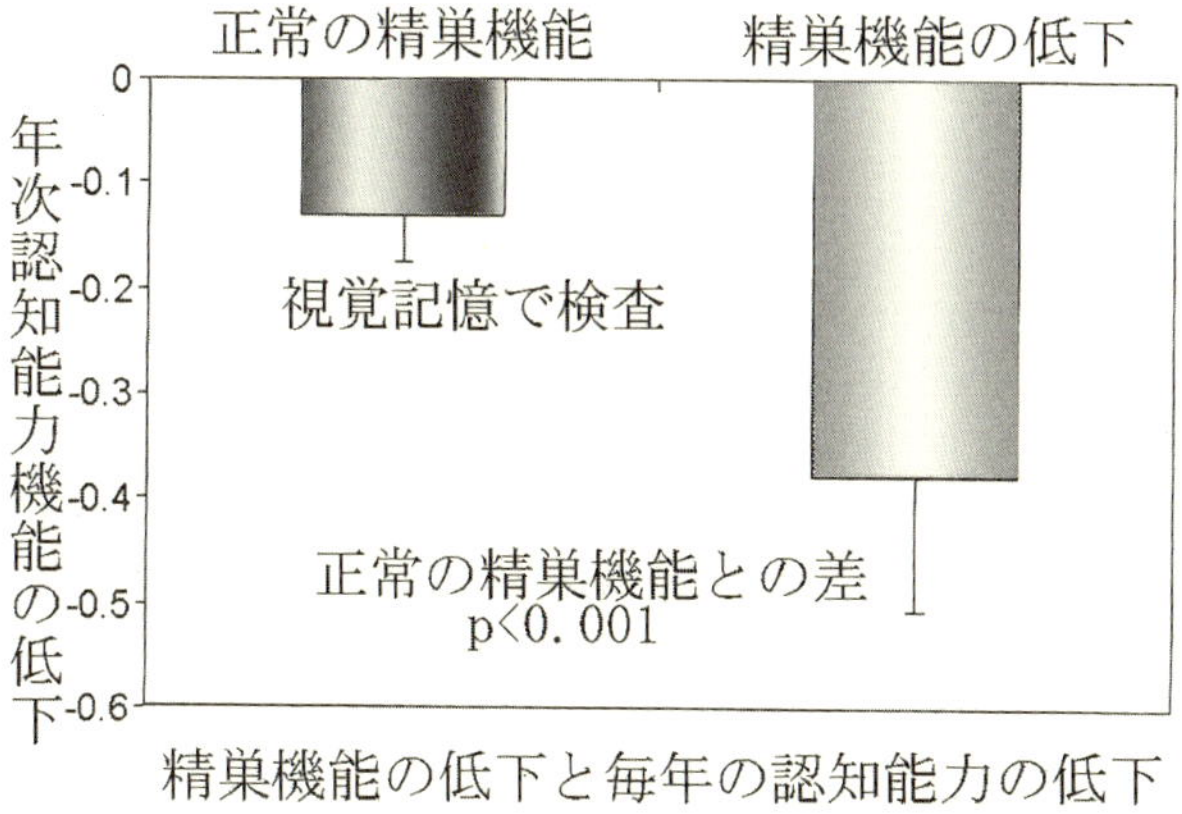

Harman, S.M. et al. J.Clin.Endocrinol.Metab.86;724,2001

図８－７

げるはずです。事実そうですが、男性の脳はテストステロンにより活力、性欲が高まるような仕組みになっており、このような面では男性ホルモンは女性ホルモンと異なる役割を果たしています。

テストステロンは経口、皮膚吸収剤、注射などで補充されます。日本では注射剤のみが保健の適応になっています。事実テストステロンの投与で気分がよくなり、意欲もましてくるという人も多くいます。

ではは副作用はないでしょうか。テストステロンは運動競技の際のドーピング薬物になっています。つまり大量、長期に投与すれば副作用があるのです。特に前立腺ガンの人にはガンの進展を促進する作用があるので使われません。しかし、医師の指導のもとで使用すれば副作用は少ないとされます。

意欲の低下、記憶力の減退、性欲の低下に悩む人にはテストステロンの補充は考えるべきことの一つでしょう。しかし、ホルモンの分泌には精神面の影響が大きいのです。生きがいを得るためにテストステロンを使うのでなく、ホルモンの量を高め、新しい生きがいをつかむようにするというのが正しいやり方だと思われます。

高田明和（たかだ・あきかず）
1935年（昭和10年）、清水市（現静岡市清水区）生まれ。清水東高、慶応大学医学部卒業、同大学院修了。医学博士。浜松医科大学名誉教授。専門は生理学・血液学・脳科学。著書は「健やか長生きプラン」（静岡新聞社）、「1日10分の座禅入門」「うつを克服する気に病まない生き方」など多数。

病気にならない一問一答

静新新書　024

2008年6月4日初版発行

著　者／高田　明和
発行者／松井　純
発行所／静岡新聞社
〒422-8033　静岡市駿河区登呂3-1-1
電話　054-284-1666

印刷・製本　図書印刷
・定価はカバーに表示してあります
・落丁本、乱丁本はお取替えいたします

ISBN978-4-7838-0347-8 C1247